A Medicine Manual for Pharmacy Common Diseases

常见疾病用药手册

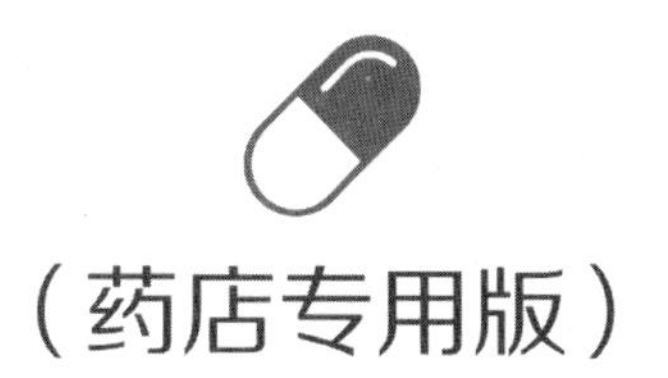

（药店专用版）

刘 辉 主编

SPM 南方出版传媒
广东科技出版社｜全国优秀出版社
·广 州·

图书在版编目（CIP）数据

常见疾病用药手册：药店专用版 / 刘辉主编. —广州：广东科技出版社，2018.5（2023.4重印）

ISBN 978-7-5359-6941-5

Ⅰ. ①常… Ⅱ. ①刘… Ⅲ. ①常见病—用药法—手册 Ⅳ. ①R452-62

中国版本图书馆CIP数据核字（2018）第072742号

责任编辑：丁嘉凌 李 旻
装帧设计：友间文化
责任校对：陈维妃
责任印刷：彭海波
出版发行：广东科技出版社
（广州市环市东路水荫路11号 邮政编码：510075）
销售热线：020-37607413
http://www.gdstp.com.cn
E-mail：gdkjbw@nfcb.com.cn
经 销：广东新华发行集团股份有限公司
印 刷：佛山市浩文彩色印刷有限公司
（南海区狮山科技工业园A区 邮政编码：528225）
规 格：787mm×1 092mm 1/16 印张22 字数440千
版 次：2018年5月第1版
2023年4月第13次印刷
定 价：78.00元

主　　编	刘　辉
副 主 编	叶建涛
编　　委	葛敬儒　晏　平　晏金沙
	杨　军　陈　婧　王津妮
	林美伶　郑　洪　伍俊锋
主编助理	包扬扬

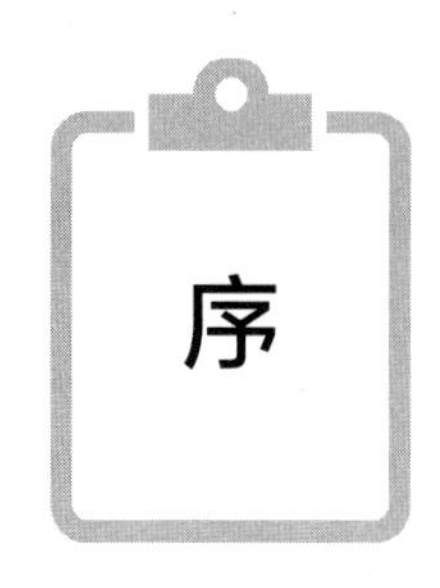

药店的店长、店员，或许是销售职业里最为特殊的岗位：不能用诱惑性夸张语言进行推销，不可以让顾客对商品进行试用，最为挑战的是，一不小心，就可能使顾客健康不但不受益，反而受到伤害。

由于历史原因，中国当代药品零售业是从解决药品的可及性和打破药价垄断这两点开始发展起步的，专业的重要性相对靠后，导致药店从业者最初与普通商品零售人员性质接近。随着行业与社会的发展，药品随处可得，药价公开透明，消费者在健康服务上的要求越来越高，于是，对于药店在专业性方面的要求变得越来越高。

当下，作为一个药店人，到了必须重新思考职业价值的时候。

药店人岗位在过往被形容为“药品搬运工”，这是对应前文所述的行业两大功能而言。如今，药店从提供药品为核心向健康解决方案提供者转型，“搬运工”的角色已然不再匹配，“健康守护者”这一职能要真正落实。

具体来说，药店的专业化，执业药师是核心，店长、店员是基础。

在我看来，店长、店员必须在专业方面具备四大知识板块：一是常见小病的OTC用药技能，包括症状识别与对症荐药；二是主要慢性病（譬如高血压、糖尿病等）的基础用药常识，能够对顾客的用药过程实施起码的跟进管理；三是熟练掌握各种非药品在疾病治疗和亚健康调理当中的确实作用，精准推荐；四是一般疾病（疑难杂症除外）的生活干预知识。而且，这四方面的知识还要融会贯通，才能真正满足顾客需求。譬如说，同样是感冒用药，不同成分、不同剂型的差异在哪里，在服药过程中又有哪些不同的注意事项，各自适合搭配哪些保健品，这些都需要考量，绝不是把药品卖给顾客就完事。

由第一药店管理学院出品的《常见疾病用药手册（药店专用版）》，正是基于以上考虑而编撰。书中囊括了常见疾病的疾病知识和药品知识要点，并把不良反应、用药提醒、生活干预等条目单独列出，以贴合门店实际工作需要。本书是“一本专门为零售终端门店打造的，为店长、店员量身定做的实用工具书”。

尤其值得一提的是，结合中医药文化逐步复兴和民众健康养生需求日渐旺盛的趋势，本书还专门开辟了中医养生的用药知识板块，让药店人员能够中西医并重，发挥两种医学体系的各自优势，为顾客提供综合性的健康服务指导。

诚然，这本工具书还有不足，内容也有待进一步丰富，但这是一个很有意义的探索。零售药店的专业化转型刚刚起步，需要药店本身、上游供应商、第三方机构乃至政府部门多方一起努力。

做好健康服务，而不是简单卖货，是一个药店人的基本责任，也是时代发展对药店人提出的要求。完全有理由相信，随着药店人专业能力不断提升，岗位的社会价值将越来越大，在不远的将来，“健康守护者”这一称谓会实至名归，药店人会成为让人羡慕的职业。

中康资讯

2018年3月

在大健康背景下，在医药分家的大趋势下，零售连锁药店如何利用这个契机，提升自己的专业度以承接相关政策红利，尽快实现从“药品搬运工”的粗放经营，转型升级为“健康解决方案的提供商”，是目前连锁药店的重点工作。

中康资讯第一药店管理学院一直致力于为连锁药店提供资讯、竞技、教育、娱乐于一体的综合性互动服务，帮助药店人实现专业服务力和销售力的提升。为此，第一药店管理学院组织专家编撰了《常见疾病用药手册（药店专用版）》，希望有助于系统解决连锁药店员工专业知识培训不系统、不全面、不实用的问题。本手册具备以下三个特点：

一、专业性

1. 由第一药店管理学院组织医药行业专家共同编写。

2. 充分了解一线药店人的实际需求和销售情况，打造药店人的专属工具书。

二、实用性

1. 区别于市面上以药品为出发点的书籍和晦涩难懂的药理学书籍，以疾病为出发点，更契合员工的实际服务过程。

2. 着眼于如何问病荐药，根本上解决连锁药店终端人员专业力不足的问题。

三、系统性

1. 手册涵盖了内科、妇科、儿科、外科、五官科、皮肤科、中医养生等七大版块，超100种药店常见疾病。

2. 每个病种的内容包括了疾病定义、病因、体格检查与实验室检查、诊断与鉴别诊断、治疗原则与用药、专业关怀，让一线药店人全面系统地了解每个疾病的诊断标准、处理原则，以便为顾客提供全面的健康解决方案。

由于体系繁杂、内容众多、时间紧迫，书中难免有错漏、不足之处，有待广大学习者的批评指正。

第一药店管理学院执行院长 刘辉

2018年3月

目录
Contents

01
第一篇
内科常见
疾病

03
第三篇
儿科常见
疾病

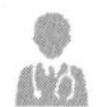

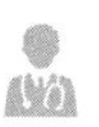

04
第四篇
神经科及
外科常见
疾病

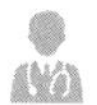

05
第五篇
五官科常见
疾病

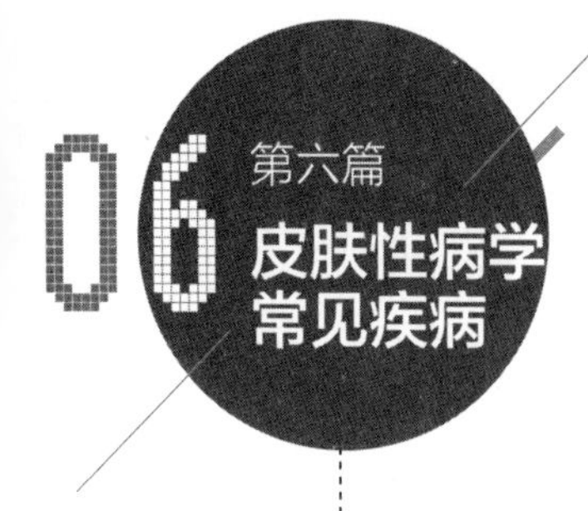
06
第六篇
皮肤性病学
常见疾病

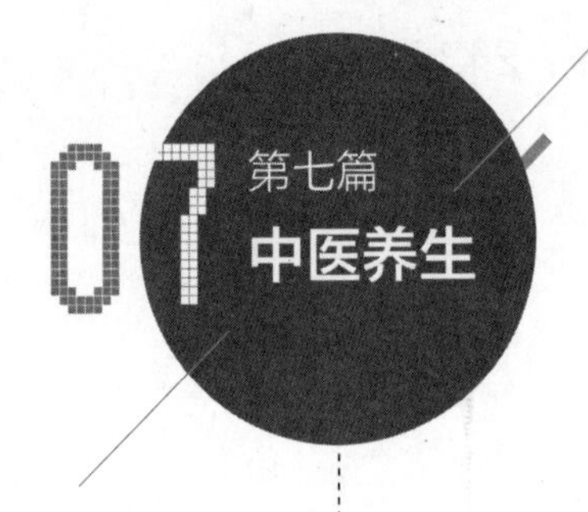
07
第七篇
中医养生

内科

常见疾病

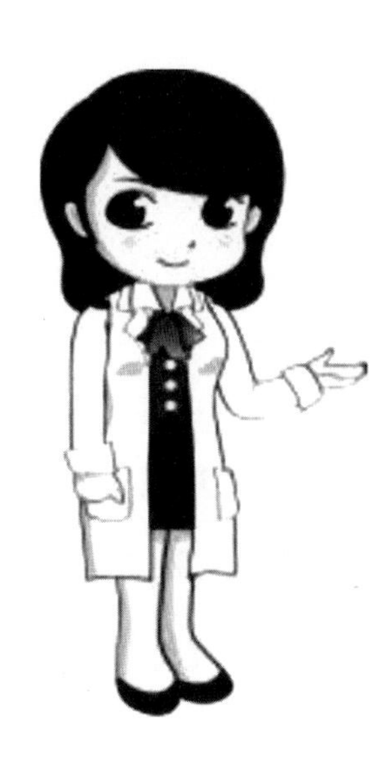

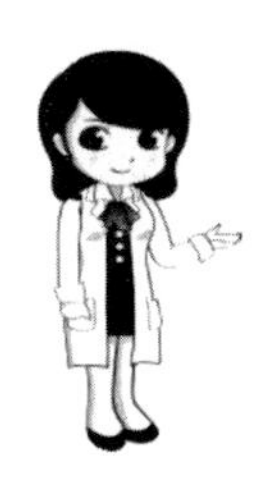

第一章

呼吸系统疾病

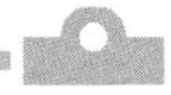

第一节 急性上呼吸道感染

急性上呼吸道感染是鼻腔、咽或喉部急性炎症的概称，是呼吸道最常见的一种传染疾病。本病全年皆可发病，冬春季节多发，多为散发，但常在气候突变时流行。

一 病因

急性上呼吸道感染大约70%是由病毒引起，少数由细菌所致，可单纯发生或继发于病毒感染之后，但是接触病原体未必发病。还因淋雨、受凉、气候改变、过度劳累等导致呼吸道防御功能下降，病原体繁殖而诱发本病。

二 临床表现

1．普通感冒：常见急性起病，应注意询问有无打喷嚏、鼻塞、流水样鼻涕等鼻咽部卡他症状，有无咽痛、咽痒、声哑等。一般无明显畏寒、高热等全身症状。

2．病毒性咽炎、喉炎：患者有咽喉部发痒和烧灼感，注意询问有无发热，有无声音嘶哑，讲话困难，咳嗽时疼痛等。

3．疱疹性咽峡炎：患者有明显的咽痛、发热。

4．询问诱因：有无受凉、淋雨、过度劳累等诱发因素。

三 体格检查与实验室检查

1．鼻腔黏膜及咽部充血。

2．可有扁桃体肿大、充血，甚至化脓。

3．有时咽部、扁桃体表面可有灰白色疱疹及浅表溃疡。

4．病毒感染，实验室检查白细胞正常或偏低；细菌感染，则白细胞升高。

四 诊断与鉴别诊断

1．诊断：根据发病症状、体格检查及辅助检查可明确诊断。

2．鉴别诊断：

（1）过敏性鼻炎　多由过敏因素，如螨虫、灰尘、动物毛皮、低温等刺激引起。如脱离过敏原，数分钟或1～2 h痊愈，鼻分泌物涂片可见嗜酸性粒细胞增多。

（2）流行性感冒　有明显的流行病史，全身症状重，高热、肌肉酸痛、眼结膜炎症状明显，而鼻咽部症状轻。

五 治疗原则与用药

目前无特效抗病毒药，以对症治疗为主，注意休息，多饮水，保持室内空气流通。

治疗原则："急则治其标"，用感冒药解除发热、头痛、头晕、流清涕等症状；合并细菌感染时，服用抗生素消炎杀菌，标本兼治，疗效更好。实践证明氨基酸、维生素C等能增强免疫力，加强抗炎效果，可缩短感冒病程。

临床症状	对症用药
流鼻涕，打喷嚏	氯雷他定、马来酸氯苯那敏
鼻塞	盐酸伪麻黄碱

续表

临床症状	对症用药
发热，头痛	精氨酸布洛芬颗粒（司百得®精氨酸布洛芬颗粒）、对乙酰氨基酚
咳嗽	右美沙芬、盐酸氨溴索、盐酸溴己新、甘草片
咽喉及扁桃体红肿、疼痛	国风®苦金片
病毒感染	抗病毒口服液、利巴韦林等
细菌感染	阿莫西林、头孢拉定、罗红霉素等
抵抗力低下	氨基酸、维生素C泡腾片、蜂胶等

类别	功能	具体用药
主药	抗病毒	抗病毒口服液、利巴韦林颗粒
	抗细菌感染	阿莫西林、头孢拉定、头孢克洛、罗红霉素、阿奇霉素
辅药	消炎止肿	国风®苦金片
	对症处理	精氨酸布洛芬颗粒（司百得®精氨酸布洛芬颗粒）、氨咖黄敏、复方氨酚烷胺、氨酚伪麻那敏片、氨酚氯雷伪麻缓释片
	缓解感冒症状	感冒清热颗粒（风寒感冒药物）、感冒灵颗粒、小柴胡颗粒、维C银翘片
关联用药	增强免疫力	维生素C泡腾片、蜂胶、氨基酸

六 专业关怀

1．注意多休息、多饮水，饮食清淡，忌烟。

2．及时治疗，以免延误病情。

3．注意居住环境通风，保持室内卫生。

4．因有一定的传染性，需提醒顾客备用一些常用药物（如抗病毒口服液、板蓝根颗粒等）给密切接触的家人服用。

5．含有麻黄碱的药物对前列腺增生者慎用；不同时使用两种非甾体类抗炎药，因为疗效不增加，而副作用增加；服用头孢类药物期间禁酒。

6．因为安全性还未被确认，2岁以下幼儿慎用感冒药。

7．儿童慎用阿司匹林等水杨酸类药物，因为可诱发Reye综合征导致患儿死亡。

8．孕妇、哺乳期妇女应慎用感冒药，以免影响胎儿发育。

附：中医对感冒的分类及诊治原则

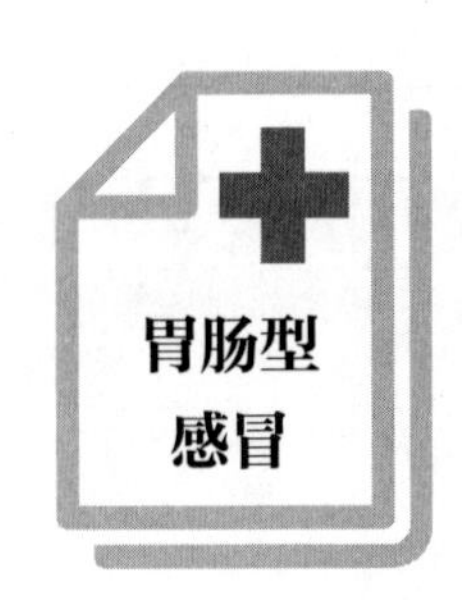

胃肠型感冒主要是由柯萨奇病毒引起的，同时伴有细菌性混合感染。胃肠型感冒在医学上又称“呕吐性上感”。患者的上呼吸道症状（头痛、发热等）相对比较轻，发病症状主要是：胃胀、腹痛、呕吐、腹泻，一天排便多次，身体感觉乏力，严重时会导致机体脱水，体内电解质紊乱，免疫系统遭到破坏。如果用止泻药物进行治疗，不但不会缓解病情，还会延误病情。

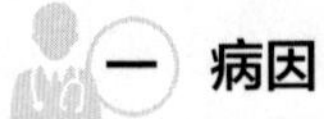

一 病因

1．天气因素：天气冷暖变化时发生较多。

2．不良生活习惯、不良饮食等。食用过冷过热、油腻辛辣等食物，会刺激胃肠道黏膜，致使胃肠发生痉挛。

二 临床表现

1．表现为食欲差、上腹胀、反酸、胃灼热；重者出现恶心、呕吐，有时还伴有腹痛、水样腹泻等。

2．一般无症状或感冒症状比较轻。

三 体格检查与实验室检查

一般无阳性体征；血常规、大便常规检查无异常。

四 诊断与鉴别诊断

1．诊断：频繁呕吐、排便次数增多，粪质稀薄，水分多，并有腹痛。

2．鉴别诊断：急性胃肠炎　是消化道受到刺激引起发炎，多由暴饮暴食、过食生冷、饮食不洁或食用不易消化的食物引起，表现为胃肠功能失调症状，主要有发烧、呕吐、腹泻、腹痛。此病与胃肠型感冒的临床表现很接近，较难鉴别；二者需通过验血和查大便来进行鉴别。

五 治疗原则与用药

1．以抗病毒为主：注意不要盲目使用抗菌药，非但无效，反而会导致肠道正常菌群紊乱，加重病情、延长病程。如果合并细菌感染，加用小檗碱、诺氟沙星等。

2．对症处理：中医认为胃肠型感冒是由外感风寒、内伤湿滞所致，即感冒夹滞。治疗上以解表化湿、理气和中为主。最常用的成药是藿香正气口服液（丸），效果比较确切。另如需止泻，可联用蒙脱石散（吸附收敛止泻）、口服补液盐（ORS），迅速解除症状并缩短病程。切忌滥用其他止泻药。

临床症状	对症用药
头痛昏重，脘腹胀痛，呕吐、泄泻	藿香正气液
病毒感染	板蓝根颗粒、抗病毒口服液、利巴韦林颗粒
合并细菌感染	小檗碱、诺氟沙星

类别	功能	具体用药
主药	抗病毒	板蓝根颗粒、抗病毒口服液、利巴韦林颗粒
辅药	对症处理，缓解病情	藿香正气液、蒙脱石散、口服补液盐
关联用药	健脾开胃，加强抵抗力	参芪健脾颗粒、参苓白术散、儿童益生菌冲剂、益生菌

六 专业关怀

1．饮食宜清淡，感冒初期宜大量饮水，以适应机体代谢增强的需要，对减轻症状、缩短病程有益。

2．日常饮食以面食为主，可摄入含高维生素、高蛋白质等易消化的食物。少吃油腻、高脂肪食物。

3．胃肠感冒后期，则宜多用开胃健脾之品，以及调补正气的食物。

4．冲调益生菌制剂要注意用温开水（35～40 ℃），服用益生菌与抗生素间隔的时间不应短于2～3 h。

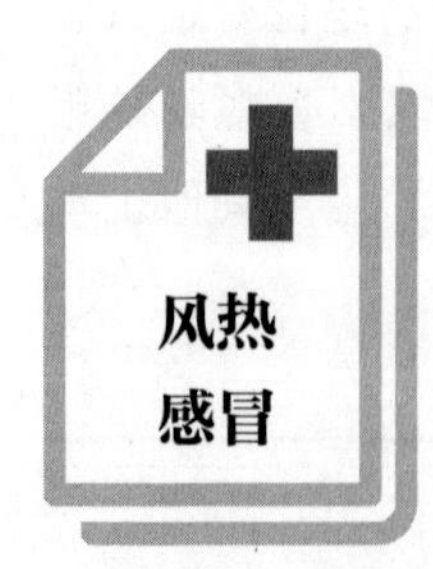

风热感冒是风热之邪犯表、肺气失和所致。症状表现为发热重、微恶风、头胀痛、有汗、咽喉红肿疼痛、咳嗽、痰黏或黄、鼻塞黄涕、口渴喜饮、舌尖边红、苔薄白微黄。风热感冒多见于夏秋季，外感风热所致。中医认为，风热感冒是感受风热之邪所致的表证。

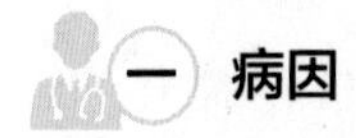

一 病因

为春、夏、秋季感受风热之邪发病。

二 临床表现

1．发热、头痛、鼻塞、咽痛、咳嗽、流鼻涕、口干渴等症状。

2．咳嗽，痰黄稠，流黄浊涕。

3．舌苔黄腻。

三 诊断与鉴别诊断

1．诊断：依据症状、病程、发病季节可做出诊断。

2．鉴别诊断：风寒感冒　风寒感冒是风寒之邪外袭、肺气失宣所致。症状可见：恶寒重、发热轻、无汗、头痛身痛、鼻塞流清涕、咳嗽吐稀白痰、口不渴或渴喜热饮、苔薄白。二者可以通过症状来鉴别。

四 治疗原则与用药

1．以抗病毒为主：注意不要盲目使用抗菌药，滥用抗菌药非但无效，反而会导致肠道正常菌群紊乱，加重病情，延长病程。如果合并细菌感染，加用小檗碱、诺氟沙星等。

2．对症处理：中医认为风热感冒是感受风热之邪所致的表证。治疗上主要以辛凉透表、清热解毒为主。常用的中成药是银翘解毒片、感冒退热颗粒、羚羊感冒片、桑菊感冒片等。

临床症状	对症用药
发热，头痛，咳嗽，口干，咽喉疼痛	国风®苦金片、银翘解毒片、感冒退热颗粒、羚羊感冒片、桑菊感冒片
病毒感染	抗病毒口服液、利巴韦林颗粒、板蓝根颗粒
合并细菌感染	小檗碱、诺氟沙星

类别	功能	具体用药
主药	抗病毒	感冒灵颗粒、抗病毒口服液、板蓝根颗粒、利巴韦林颗粒
辅药	对症处理，缓解病情	国风®苦金片、银翘解毒片、感冒退热颗粒、羚羊感冒片、桑菊感冒片、小柴胡颗粒
关联用药	加强抵抗力	维生素C泡腾片、大蒜油

五 专业关怀

1．饮食宜清淡，感冒初期宜大量饮水，以适应机体代谢增强的需要，对减轻症状、缩短病程有益。

2．风热感冒发热期，应忌用油腻荤腥及甘甜食品，还忌过咸食物。

3．服用小檗碱前后2 h内应禁止饮茶。

4．诺氟沙星宜空腹服用，并同时饮水250 mL。

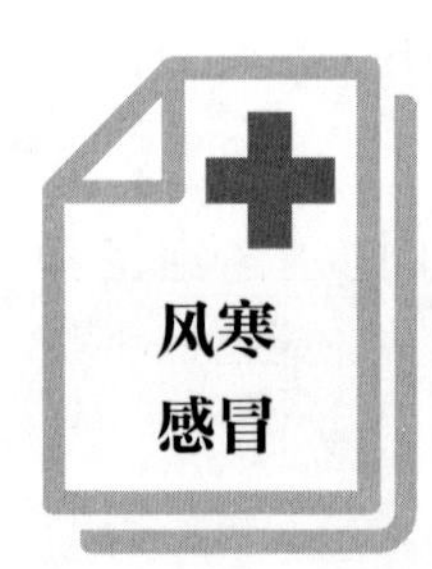

风寒感冒是因风吹受凉而引起的感冒，秋冬发生较多。其症状为浑身酸痛、鼻塞流涕、咳嗽有痰。

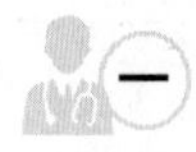

一 病因

为冬春季节感受风寒而致病。

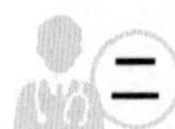

二 临床表现

1．发热、鼻塞、流涕或鼻痒喷嚏，咳嗽，周身酸痛等症状，恶寒。

2．咳嗽，痰白质稀，流清涕。

3．舌苔薄白。

三 诊断与鉴别诊断

1．诊断：依据症状、病程、发病季节可做出诊断。

2．鉴别诊断：风热感冒　发热重、微恶风、头胀痛、有汗、咽喉红肿疼痛、咳嗽、痰黏或黄、鼻塞黄涕、口渴喜饮、舌尖边红、苔薄白微黄。二者可以通过症状来鉴别。

四 治疗原则与用药

1．以抗病毒为主：注意不要盲目使用抗菌药，非但无效，反而会导致肠道正常菌群紊乱，加重病情，延长病程。如果合并细菌感染，加用小檗碱、诺氟沙星等。

2．对症处理：中医认为风寒感冒是风寒之邪外袭、肺气失宣所致。治疗上主要以辛温解表、宣肺散寒为主。常用的中成药是感冒清热颗粒、正柴胡饮颗粒、荆防颗粒、感冒软胶囊、通宣理肺丸、外感风寒冲剂等。

临床症状	对症用药
恶寒身痛，鼻流清涕，咳白痰	感冒清热颗粒、正柴胡饮颗粒、荆防颗粒、感冒软胶囊、金防感冒颗粒
病毒感染	抗病毒口服液、利巴韦林颗粒

类别	功能	具体用药
主药	抗病毒	抗病毒口服液、利巴韦林颗粒
辅药	对症处理，缓解病情	感冒清热颗粒、正柴胡饮颗粒、荆防颗粒、感冒软胶囊
关联用药	加强抵抗力	维生素C泡腾片，β胡萝卜素

五 专业关怀

1．饮食宜清淡，感冒初期宜大量饮水，以适应机体代谢增强的需要，对减轻症状、缩短病程有益。

2．风寒感冒者易热食，忌食生冷。

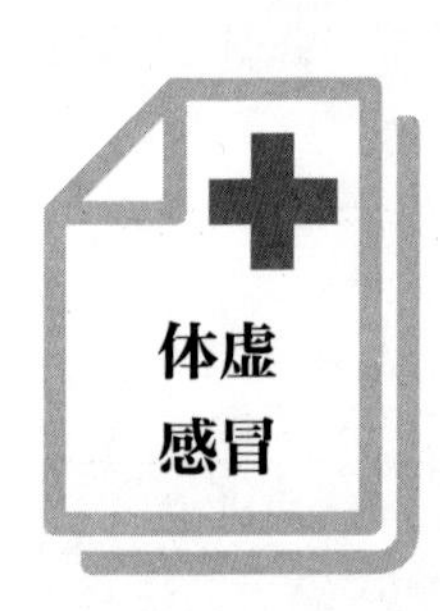

体虚感冒患者大多由于脾肺气虚、卫外不固而易于感受外邪。体虚感冒会反复发生。有些患者往往感冒刚好些，又因冷天外出、保暖不足，或在洗头、洗澡、换衣服时不小心受凉而复发感冒。

一 病因

脾肺气虚、卫外不固而易于感受外邪。

二 临床表现

1．气虚感冒：既有发热、恶风寒、无汗或有汗、头昏或头痛、肢体酸软或疼痛、鼻塞或流涕等风寒感冒的症状，又有疲倦乏力、少气懒言等脾肺气虚的表现。查体可见其舌苔薄白、脉浮无力。

2．阴虚感冒：阴虚感冒患者既有发热、微恶风寒、有汗、头昏等风热感冒的症状，又有口干咽痛、久咳少痰等肺胃阴虚的表现。查体可见其舌红少苔、脉细数。

三 诊断与鉴别诊断

1．诊断：依据症状、病程、发病季节可做出诊断。

2．鉴别诊断：

（1）风热感冒　发热重、微恶风、头胀痛、有汗、咽喉红肿疼痛、咳嗽、痰黏或黄、鼻塞黄涕、口渴喜饮、舌尖边红、苔薄白微黄。二者可以通过症状来鉴别。

（2）风寒感冒　风寒感冒是风寒之邪外袭、肺气失宣所致。症状可见恶寒重、发热轻、无汗、头痛身痛、鼻塞流清涕、咳嗽吐稀白痰、口不渴或渴喜热饮、苔薄白。二者可以通过症状来鉴别。

四　治疗原则与用药

所谓“体虚感冒”，是指患者在感冒时伴有某些“正气虚弱”　“阴虚”的表现。

气虚感冒

临床症状	对症用药
恶寒身痛，鼻流清涕，咳白痰	参苏饮、玉屏风散、人参败毒丸
疲倦乏力，气虚盗汗	补中益气丸 、复芪止汗冲剂

类别	功能	具体用药
主药	益气解表	参苏饮、玉屏风散，人参败毒丸
辅药	补气益中	补中益气丸 、复芪止汗冲剂
关联用药	加强抵抗力	维生素C泡腾片、蛋白质、氨基酸、牛初乳等

阴虚感冒

临床症状	对症用药
恶寒，发热，头晕，头痛	桑菊感冒片、羚羊感冒片
干咳少痰或痰黄	百合固金丸、养阴清肺合剂

类别	功能	具体用药
主药	疏风散热	桑菊感冒片、羚羊感冒片
辅药	养阴润肺	百合固金丸、养阴清肺合剂
关联用药	加强抵抗力	维生素C泡腾片、蛋白质、氨基酸、牛初乳等

五 专业关怀

1．饮食宜清淡，感冒初期宜大量饮水，以适应机体代谢增强的需要，对减轻症状、缩短病程有益。

2．要注意适应气候冷暖的变化，勿使室内外环境的温差过大，同时应根据周围环境的变化及时增减衣服。

3．平素体质虚弱的人要适当地加强身体锻炼，并注意日常饮食营养的调理，以增强机体的抗病能力，从而可防止发生感冒。

第二节 急性气管支气管炎

急性气管支气管炎是由感染，物理、化学刺激或过敏等因素引起气管支气管黏膜的急性炎症。临床主要症状有咳嗽和咳痰，往往在受凉或机体免疫力低下时发病，常见于寒冷季节或气候突变时，也可由急性上呼吸道感染迁延而来。

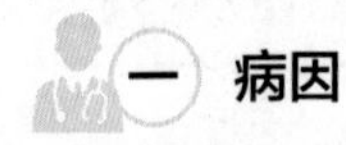

一 病因

1．微生物：病毒为流感病毒、冠状病毒、单纯疱疹病毒等；细菌为流感嗜血杆菌、肺炎链球菌等。

2．物理、化学因素：冷空气、粉尘、刺激性气体或烟雾的吸入。

3．过敏反应：致敏原如花粉、有机粉尘、动物毛皮及排泄物。

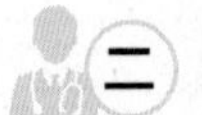

二 临床表现

1．通常起病较急，全身症状较轻，可有发热。

2．发病过程：一般先为干咳或咯少量黏液性痰，以后为黏液脓性，痰量增多，偶痰中带血，咳嗽和咳痰可延续2～3周。

3．伴随症状：有乏力、畏寒、发热和肌肉酸痛等。

三 体格检查与实验室检查

1．胸部体征较少，常见两肺呼吸音粗糙。

2．少数患者可在两肺闻及散在干、湿啰音。

3．血常规检查：病毒感染时，白细胞数不增加；细菌感染则白细胞数升高。

4．X线胸片大多表现正常或仅有肺纹理增粗。

四 诊断与鉴别诊断

1．诊断：根据病史、咳嗽和咳痰等呼吸道症状，并结合体征、血常规及X线胸片检查，可做出临床诊断。

2．鉴别诊断：

（1）流行性感冒　起病急，发热高，有全身酸痛、头痛、乏力等全身中毒症状，有流行病史。

（2）急性上呼吸道感染　一般鼻咽部症状明显而少咳嗽、咳痰，肺部无异常体征，胸部X线检查无明显异常。

（3）肺炎　本病起病急，高热、寒战、咳嗽、咳痰等毒血症状重，肺部X线可见炎性浸润阴影。抗感染治疗有效，病灶吸收迅速而彻底。

五 治疗原则与用药

抗菌消炎，止咳化痰，对症处理。

咳嗽、咳痰可用右美沙芬、盐酸氨溴索、甘草合剂。

咳嗽、咳痰按中医辨证分型用药如下：

临床症状	对症用药
肺阴虚，久咳、干咳、咳声短促或痰中带血丝，低热，盗汗，口干	虫草川贝液、雪梨膏、秋梨润肺膏、橘红梨膏
风寒，久咳，咽痒，咳嗽声重，气急，咳稀薄白痰	止咳胶囊、化橘红
肺热燥咳，喉痒、干、痛，唇鼻干燥，无痰或痰少而粘连成丝，不易咳出或痰中带血	养阴清肺糖浆、川贝清肺糖浆
痰热犯肺，咳嗽气息粗促，咳黄稠痰，咳吐不爽，或有热腥味	熊胆川贝口服液、蛇胆川贝胶囊、牛黄蛇胆川贝液、止咳橘红胶囊

注意：痰呈黏液脓性、痰量增多、咳痰加重，发热以及白细胞升高（提示感染），加用抗生素。发热者加用解热镇痛药。

类别	功能	具体用药
主药	抗病毒	抗病毒口服液、利巴韦林颗粒
	抗细菌感染	阿莫西林、头孢拉定、头孢克洛、罗红霉素、阿奇霉素
辅药	对症处理	右美沙芬、盐酸氨溴索
	缓解症状	强力枇杷膏、川贝清肺糖浆、虫草川贝液、克咳片、止咳片
关联用药	增强免疫力	维生素C泡腾片、蜂胶、氨基酸

六 专业关怀

1．注意多休息，多饮水，饮食清淡，避免劳累。

2．及时治疗，以免延误病情。

3．注意居住环境通风，保持室内卫生。

第三节 慢性支气管炎

慢性支气管炎是指感染或非感染因素引起的气管、支气管黏膜及其周围组织的慢性非特异性炎症。临床上以咳嗽、咳痰或伴有喘息和反复发作为特征的慢性过程。本病为慢性病变，病程长，影响健康和劳动力。常见的并发症有慢性阻塞性肺气肿、肺动脉高压和慢性肺源性心脏病，老年人多见。

一 病因

1．吸烟：为本病最重要的环境发病因素，吸烟者患病率较不吸烟者高2～8倍。烟龄越长，吸烟量越大，患病率亦越高。

2．空气污染：空气中有害气体，如二氧化硫、二氧化氮、氯气等对气道黏膜上皮均有刺激和细胞毒性作用。

3．感染因素：病毒、支原体、细菌等感染是慢性支气管炎发生和发展的重要因素之一。

4．过敏因素：喘息型慢性支气管炎患者往往有过敏史，或属于过敏体质。

二 临床表现

1．缓慢起病、病程长、反复急性发作而病情加重。主要症状为咳嗽、咳痰，或伴有喘息。

2．咳嗽：一般晨间咳嗽为主，睡眠时有阵咳或排痰。

3．咳痰：一般为白色黏液和浆液泡沫性，偶可带血。清晨排痰较多，起床后或体位变动可刺激排痰。

三 体格检查与实验室检查

1．早期无明显体征。

2．肺部听诊可闻及散在干、湿啰音；喘息者可闻及哮鸣音。

3．并发肺气肿可见桶状胸。

4．有杵状指。

5．胸部X线检查，血常规检查支持诊断。

四 诊断与鉴别诊断

1．诊断：咳嗽、咳痰，或伴有喘息，每年发病持续3个月，连续2年或2年以上。

2．鉴别诊断：

（1）支气管哮喘 部分哮喘患者以刺激性咳嗽为特征，灰尘、油烟、冷空气等容易诱发咳嗽，常有家庭或个人过敏疾病史。对抗生素治疗无效，支气管激发试验阳性。

（2）肺结核 大多有结核的毒性症状，如发热、乏力、盗汗、消瘦和咯血，胸部X线检查对诊断有重大意义，有时痰中可找到结核杆菌。

（3）肺癌 有多年吸烟史，有顽固性刺激性咳嗽，痰中带血，近期咳嗽性质发生改变；胸部CT、痰脱落细胞及纤维支气管镜检有助于诊断。

五 治疗原则与用药

去除诱因，戒烟，抗菌消炎，止咳化痰平喘，对症处理。

临床症状	对症用药
咳嗽、咳痰	止咳化痰：强力枇杷膏、川贝清肺糖浆，蜜炼川贝枇杷膏、蛇胆川贝枇杷膏，溴己新、甘草合剂、鲜竹沥
喘息，呼吸困难	解痉平喘：咳喘顺丸、海珠喘息定、氨茶碱缓释片

续表

临床症状	对症用药
细菌感染	青霉素类：阿莫西林、氨苄西林
	头孢类：头孢氨苄、头孢拉定、头孢克洛、头孢克肟
	大环内酯类：红霉素、琥乙红霉素、罗红霉素、阿奇霉素

注意：患者用药无效或病情严重者，建议到医院就诊。使用止咳化痰的中药制剂时，根据临床辨证用药，具体参考上一章节。

类别	功能	具体用药
主药	抗菌消炎	β内酰胺类、头孢类、大环内酯类
辅药	止咳化痰，平喘	咳喘顺丸
关联用药	增强免疫力	维生素C泡腾片、蜂胶、百令胶囊、清肺胶囊、氨基酸

六 专业关怀

1．加强体育锻炼，提高机体免疫力。

2．改善劳动条件和环境居住条件，保持良好的卫生习惯，吸烟者应戒烟。

3．注意口腔卫生，积极防治上呼吸道感染。

4．服用溴己新偶有胃部不适的反应，宜餐后服用，胃溃疡患者慎用。

5．氨茶碱与红霉素、罗红霉素等大环内酯类抗生素一起使用时，应该适当减少氨茶碱的用量。

第四节 支气管哮喘

支气管哮喘是由嗜酸性粒细胞、肥大细胞和T淋巴细胞等多种炎性细胞参与的气管慢性炎症性疾病，气管炎症使易感者对多种激发因子具有高敏反应，可引起气管狭窄，表现为反复的发作性喘息、呼吸困难、胸闷、咳嗽等，常在夜间或凌晨发作、加剧，可出现广泛多变的可逆性气流受限。多数患者能自行缓解或经治疗缓解。发病率为1%～5%，其中20%有家族史。

一 病因

哮喘的病因还不十分清楚，患者个体过敏体质及外界环境的影响是发病的危险因素。哮喘与多基因遗传有关，同时受遗传因素和环境因素的双重影响。

其中环境因素中主要包括某些激发因素，如尘螨、花粉、动物毛屑、有毒气体（如氨气）、食物（如鱼、虾）、药物（如阿司匹林）。

二 临床表现

1．典型症状为发作性伴有哮鸣音的呼气性呼吸困难。症状可在数分钟内发生，并持续数小时至数日。

2．夜间及凌晨发作或加重是哮喘的重要临床特征。

三 体格检查与实验室检查

1．患者呈急性病容，呼吸频率加快。

2．以呼气性呼吸困难为主。

3．两肺听诊哮鸣音明显。

4．严重者呈端坐位，张口呼吸，发绀，心率＞120次/min。

5．血常规、痰液检查、X线胸片可支持诊断。

四 诊断与鉴别诊断

1．诊断：反复发作喘息、气急、呼吸困难、胸闷或咳嗽，多与接触过敏原、冷空气、物理或化学性刺激、病毒性上呼吸道感染、运动等有关。

2．鉴别诊断：

（1）左心衰竭引起的呼吸困难　患者多有高血压、冠心病或风湿性心脏病，突发气急，阵发性咳嗽，咳出粉红色泡沫痰，心率增快。

（2）慢性阻塞性肺病　多见于中老年人，多有长期吸烟或接触有害气体的病史和慢性咳嗽史。

（3）上气道阻塞　中央性支气管肺癌、气管支气管结核等气管疾病或异物进入气管，导致支气管狭窄或伴发感染时，可出现喘鸣或类似哮喘样呼吸困难，肺部可闻及哮鸣音。

五 治疗原则与用药

避免过敏原和其他非特异性刺激，去除病因；控制急性发作，对症处理；提高免疫力。

抗菌消炎类药物包括青霉素类、头孢类或大环内酯类。

临床症状	对症用药
喘息，气急，呼吸困难，胸闷	β_2受体激动剂：沙丁胺醇气雾剂、特布他林片 茶碱类：茶碱缓释胶囊 肾上腺皮质激素：二丙酸倍氯米松气雾剂

注意：①中度哮喘和重度哮喘门店治疗效果不佳，均建议患者及时去医院治疗。②重度哮喘患者被迫呈端坐姿态，呼吸急促、张口抬肩、干咳或咳嗽多痰，严重时出现发绀等症状。

类别	功能	具体用药
主药	对症处理，缓解症状	β_2受体激动剂、茶碱类、肾上腺皮质激素
辅药	抗菌消炎（合并感染）	青霉素类、头孢类、大环内酯类
关联用药	增强免疫力	维生素C泡腾片、蜂胶、百令胶囊、虫草清肺胶囊、氨基酸

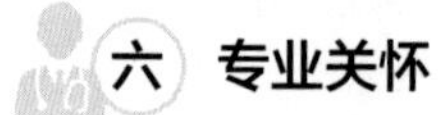

六 专业关怀

1．在明确过敏原后应避免与其再接触。例如：由于室内尘埃或螨虫诱发哮喘的发作，就应保持室内的清洁，勤晒被褥，而且应常开窗户通风，保持室内空气的清新。

2．不宜在室内饲养猫、犬等小动物。

3．平时应注意体格锻炼，如常用冷水洗浴、干毛巾擦身等进行皮肤锻炼，以便支配肺、气管、支气管的迷走神经的紧张状态得到缓和。

4．加强营养，避免精神刺激，避免感冒和过度疲劳等对预防哮喘的发作也有着重要的作用。

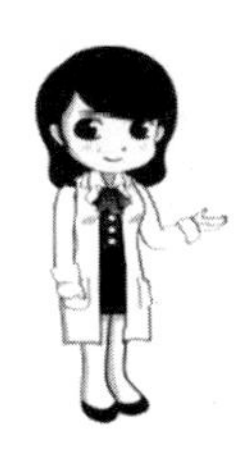

第二章

胃肠道疾病

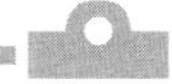

第一节 功能性消化不良

功能性消化不良是指具有由胃和十二指肠功能紊乱引起的症状，主要包括腹痛、腹胀、早饱、嗳气、食欲差、恶心、呕吐等上腹不适，症状可持续或反复发作，病程一般超过1个月。经检查排除引起这些症状的器质性疾病。

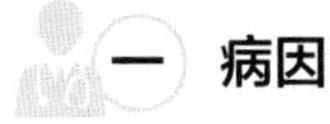

一 病因

功能性消化不良的病因尚不清楚，可能与胃动力及感觉障碍、胃酸分泌异常、胃幽门螺旋杆菌感染及胃十二指肠炎、精神、应激及环境因素有关。

二 临床表现

1．无规律性上腹痛，大部分与饮食无关。

2．有腹部胀闷、早饱、嗳气、食欲不振、恶心、呕吐等症状。

3．有失眠、焦虑、抑郁、头痛、注意力不集中等精神症状。

4．有起病的诱因（如情绪、心理变化等）。

5．有消瘦、贫血、乏力等表现。

三 体格检查与实验室检查

1．常无阳性体征或仅有上腹部轻压痛。

2．胃镜、X线钡餐均无异常发现。

四 诊断要点

1．患者具有上腹痛、腹胀、早饱、食欲差、恶心、呕吐等症状，至少持续4周。

2．胃镜检查、X线钡餐检查及实验室检查、B超检查均无异常发现，也无食管、胃、十二指肠、肝胆胰等消化系统器质性疾病病史。

3．无糖尿病、肾病、精神病等疾病，无腹部手术史。

五 治疗原则与用药

主要是对症治疗，遵循综合治疗和个体化治疗的原则。建立良好的生活习惯，禁烟、酒及避免服用非甾体抗炎药（如阿司匹林、对乙酰氨基酚、双氯芬酸、布洛芬等）；避免辛辣、刺激性食物；注意根据患者不同特点进行心理治疗。失眠、焦虑者可适当予以镇静药。

临床症状	对症用药
上腹痛	抑制胃酸分泌药：西咪替丁片、雷尼替丁胶囊、奥美拉唑胶囊
上腹胀，早饱，嗳气	促胃肠动力药：多潘立酮、西沙必利、伊托必利
幽门螺旋杆菌（Hp）阳性	抗菌消炎药：胃三联（详见“慢性胃炎”）
伴随精神症状明显者	抗抑郁药：建议到医院就诊

类别	功能	具体用药
主药	根治Hp菌（阳性）	胃三联
辅药	对症处理，缓解病情	西咪替丁片、雷尼替丁胶囊、奥美拉唑、多潘立酮
关联用药	健脾和胃，营养支持	气滞胃痛颗粒、保济丸、胃康灵胶囊、木香顺气丸、健胃消食片
		猴头菇、螺旋藻、氨基酸、营养蛋白粉、牛初乳

注意：伴有严重的抑郁、精神焦虑、失眠、头痛、注意力不集中等精神症状患者，建议及时到医院就诊。

六 专业关怀

1．在饮食中应避免油腻及刺激性食物，避免暴饮暴食及睡前过量进食；可采取少食多餐的方法。

2．戒烟、戒酒，养成良好的生活和饮食习惯。

3．加强体育锻炼，要特别注意保持愉快的心情和良好的心境。

4．西咪替丁与氨基糖苷类抗生素，如庆大霉素等一起使用有可能导致呼吸抑制，故不能一起使用。

第二节 急性胃炎

急性胃炎是由多种病因引起的急性胃黏膜炎症。临床上发病急，常表现为上腹部症状。内镜检查可见胃黏膜充血、水肿、糜烂、出血等改变，甚至有一过性浅表溃疡形成。若主要病损是糜烂和出血，则称之为急性糜烂出血性胃炎，因这类炎症多由药物、急性应激造成，故亦称急性胃黏膜损害。

一 病因

1．药物：如铁剂、氯化钾、乙醇等对胃黏膜刺激性强；如阿司匹林、吲哚美辛等药物抑制前列腺素分泌，可造成胃黏膜损伤。

2．全身性急性应激反应疾病：如重度烧伤、严重脏器损伤、手术等。

3．幽门螺旋杆菌感染。

4．反流性胆汁性胃炎。

5．急性食物中毒（细菌性、化学性）。

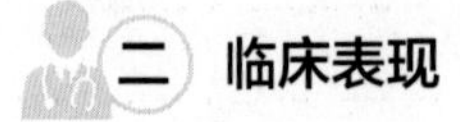

二 临床表现

1．本病发病多急骤，有上腹痛、胀满不适、食欲不振等表现。

2．重症会导致暗红色呕血，含有胃内容物，并可有黑便（柏油样）；伴有头昏、心慌、出冷汗等症状。

三 体格检查与实验室检查

1．上腹部轻压痛。

2．如为急性化脓性胃炎，可出现胃扩张，伴有上腹部明显压痛、局部肌紧张等腹膜炎征象。

3．急诊胃镜检查一般在出血后24～48 h内进行，可明确本病诊断。

4．有呕血者和（或）便血者，可有不同程度的血红蛋白下降。如有感染，则可有中性粒细胞增高。

5．如出血，大便常规肉眼可见黑便，或大便隐血试验阳性；如为感染，大便中可见脓细胞和红细胞。

四 诊断与鉴别诊断

1．诊断：依据病史和临床表现，诊断一般不难。当临床提示本病时，应尽快行胃镜检查确诊。

2．鉴别诊断：急性胃肠炎　夏秋季的常见病、多发病。特点是有明显的饮食不当史，发病突然，恢复较快。主要表现为上消化道症状及程度不等的腹泻和腹部不适，随后出现电解质和体液丢失。

五 治疗原则与用药

祛除致病因素，卧床休息，酌情禁食，对症处理。

临床症状	对症用药
上腹痛，反酸	胃酸分泌抑制剂：西咪替丁片、雷尼替丁胶囊、奥美拉唑
腹胀，呕吐	止吐、促进胃动力药：多潘立酮
其他	保护胃黏膜：铝碳酸镁、氢氧化铝凝胶、硫糖铝
	抗菌消炎：小檗碱片、诺氟沙星胶囊
	中成药：胃康灵胶囊、和胃整肠丸
	止血修复胃黏膜药：卡巴克洛片

注意：胃脘剧烈疼痛、呕血、黑便及重症者建议立即去医院治疗。

类别	功能	对症用药
主药	抗菌消炎	小檗碱片、诺氟沙星胶囊
辅药	对症治疗，缓解病情	多潘立酮、铝碳酸镁、奥美拉唑、胃康灵胶囊、和胃整肠丸、谓葆、卡巴克洛片
关联用药	提高免疫力，修复胃黏膜	蜂胶、维生素 C、氨基酸

六 专业关怀

1．生活有节，起居有常，调畅情志。

2．避免暴饮暴食，戒烟、酒，减少茶以及油腻、粗糙及刺激性食物的摄入。

3．患病后及时诊治，合理用药，调治结合，颐养康复。

4．服用铝碳酸镁后1～2 h内应避免服用其他药物，因氢氧化铝可与其他药物结合而降低吸收，影响疗效。

第三节 慢性胃炎

慢性胃炎是指不同病因引起的胃黏膜的慢性炎症。本病十分常见，胃镜检查率是80%~90%，男性多于女性，随年龄增长发病率逐渐增高。一般分为慢性浅表性胃炎和萎缩性胃炎。

一 病因

1．长期、大量饮酒和吸烟，饮食无规律，进食过冷、过热、过粗糙坚硬食物，以及浓茶、咖啡和辛辣刺激性食物等都易诱发或加重病情。

2．饮食不卫生导致幽门螺旋杆菌感染胃黏膜。

3．某些药物，如阿司匹林、保泰松、糖皮质激素等可破坏胃黏膜屏障，诱发或加重胃炎。

二 临床表现

大多数患者无明显症状。可表现为中上腹不适、饱胀、钝痛、烧灼感等，也可为食欲不振、嗳气、泛酸、恶心等消化不良症状，偶尔发生上腹轻压痛。

三 体格检查与辅助检查

常无阳性体征或仅有上腹轻压痛。胃镜及上消化道X线钡餐检查可辅助诊断。

四 诊断与鉴别诊断

1．诊断：确诊必须依靠胃镜检查及胃黏膜活组织病理学检查。幽门螺旋杆菌检查有助于病因诊断。

2．鉴别诊断：

（1）胃溃疡 常有反酸、上腹痛，疼痛有规律，胃镜及病理检查、上消化道X线钡餐检查可确诊。

（2）胃癌 患者年龄较大，有进行性消瘦、乏力、贫血等症状。胃镜及活组织检查可确诊。

五 治疗原则与用药

去除致病因素，如戒烟酒，避免对胃黏膜有刺激的食物和药物等。

临床症状	对症用药
反酸，上腹隐痛	抗酸药：氢氧化铝、铝碳酸镁
	组胺H_2受体拮抗剂：西咪替丁、雷尼替丁、法莫替丁
	质子泵抑制剂：奥美拉唑、兰索拉唑
腹胀，恶心，呕吐	促进胃排空药：多潘立酮、西沙比利
其他	胃黏膜保护剂：铋剂、硫糖铝、麦滋林-S颗粒
	胃三联［抗幽门螺旋杆菌（Hp菌）］：胶体果胶铋+甲硝唑或替硝唑+克拉霉素，胶体果胶铋+阿莫西林+克拉霉素，胶体果胶铋+甲硝唑或替硝唑+阿莫西林

注意：如伴有面色苍白、乏力、精神萎靡的贫血患者，应加强补血治疗，并建议及时到医院就诊。

类别	功能	对症用药
主药	根治Hp菌	胃三联（同上）
辅药	对症治疗，缓解病情	多潘立酮、铝碳酸镁、奥美拉唑 保济丸、胃苏颗粒、胃康灵胶囊
关联用药	健脾和胃，提高免疫力	猴头菇、螺旋藻、氨基酸

六 专业关怀

1．注意休息，戒烟忌酒，保持精神愉快。

2．饮食清淡，慎用粗纤维食物，应避免过酸、过辣等刺激性食物及生冷不易消化的食物，忌用对胃黏膜有损伤的药物。

3．一定要提醒顾客根除幽门螺旋杆菌的重要意义，根除幽门螺旋杆菌有利于预防消化性溃疡，可降低胃癌发生风险。

第四节 消化性溃疡

消化性溃疡病包括胃溃疡和十二指肠溃疡，是以慢性胃和十二指肠溃疡为主要病变的消化道疾病。病程多有慢性且反复发作的特点，发病常在秋冬及冬春季之交，发病率约占人口总数的10%。

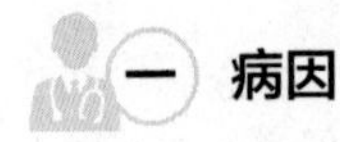

一 病因

1．幽门螺旋杆菌感染是消化道溃疡的主要病因，其可导致胃黏膜充血水肿。

2．药物：如阿司匹林、吲哚美辛，因干扰前列腺素分泌，使胃黏膜失去保护，胃肠屏障被破坏。

3．饮食因素、吸烟、长期大量饮酒。

4．长期不稳定的精神情绪，或外伤、重病、手术等。

5．遗传因素。

由于以上原因可引起胃肠黏膜和胃肠屏障功能的损害，使胃酸分泌过多，胃蛋白酶原被激活，发生胃内的自我消化和破坏作用，造成黏膜缺损可超过黏膜肌层而形成溃疡。

二 临床表现

1．长期性、周期性、节律性中上腹疼痛，多呈钝痛、灼痛或饥饿样痛，是本病的特点。

（1）胃溃疡特点：在餐后0.5～1 h发作，持续1～2 h后逐渐消失。

（2）十二指肠溃疡特点：在餐后2～4 h发作，疼痛有节律性，持续至下次进餐才消失，或夜晚睡前发作，进食或服用碱性药物可使疼痛缓解。

2．有胃灼热、反胃、嗳气、反酸、恶心、呕吐等伴随症状。

3．失眠、缓脉、多汗，消瘦、贫血等表现。

4．周期性发作，发作期可为数周或数月，发作有季节性，多在秋冬或冬春之交发病。

三 体格检查与实验室检查

1．胃镜检查及活检为确诊本病的主要方法。X线钡餐检查见有龛影则可确诊本病。

2．其他检查：血红蛋白下降，大便常规异常可辅助诊断。

四 诊断与鉴别诊断

1．诊断：慢性病程、周期性发作及节律性上腹疼痛，且进食或服抗酸药可缓解上腹痛的临床表现是诊断消化性溃疡的重要临床依据。胃镜检查、X线钡餐检查有龛影亦有确诊价值。

2．鉴别诊断：

（1）慢性胃炎　有上腹痛或上腹不适、反酸、餐后饱胀等，胃镜或X线钡餐诊断为慢性胃炎。

（2）功能性消化不良　有上腹痛或饱胀不适，伴有反酸、嗳气等消化不良等表现，胃镜、B超检查无异常。

五 治疗原则与用药

根治幽门螺旋杆菌，祛除病因；抑制胃酸，保护胃黏膜；对症治疗。

组胺H_2受体拮抗剂可作为胃、十二指肠溃疡的首选药物。奥美拉唑亦可用作第一线药物，但多用于其他药物治疗失败的顽固性溃疡。

临床症状	对症用药
反酸，上腹隐痛	抗酸药：氢氧化铝、铝碳酸镁 或组胺H_2受体拮抗剂：西咪替丁、雷尼替丁、法莫替丁 或质子泵抑制剂：奥美拉唑、兰索拉唑 止血修复胃黏膜剂：卡巴克洛片
腹胀、恶心、呕吐	促进胃排空药：多潘立酮、西沙必利 胃黏膜保护剂：铋剂、硫糖铝、麦滋林-S颗粒
其他	胃三联［抗幽门螺旋杆菌（Hp菌）］：胶体果胶铋+甲硝唑或替硝唑+克拉霉素，胶体果胶铋+阿莫西林+克拉霉素，胶体果胶铋+甲硝唑或替硝唑+阿莫西林

注意：浅表性胃炎、消化性溃疡在质子泵抑制剂+抗生素的基础上再加上卡巴克洛片，可止血、止渗，加速伤口愈合。

类别	功能	具体用药
主药	根治Hp菌	胃三联（同上）
辅药	对症治疗，缓减病情	卡巴克洛片、多潘立酮、硫糖铝、铝碳酸镁、西咪替丁、奥美拉唑
关联用药	健脾和胃，提高免疫力	猴头菇、螺旋藻、氨基酸

六 专业关怀

1．注意休息，饮食规律，戒除不良生活习惯。

2．戒烟酒，避免咖啡、浓茶、浓肉汤和辣椒、浓醋等刺激性食物，避免服用损伤胃黏膜的药物。

3．建议患者保持乐观的情绪，避免过度紧张。

第五节　痔疮

痔疮是人体直肠末端黏膜下和肛管皮肤下静脉丛瘀血、扩张和屈曲所形成的柔软静脉团，并因此引起出血、栓塞或团块脱出。多见于经常站立者和久坐者。

一　病因

1．解剖学原因：肛门直肠位于下部，直肠静脉及其分支缺乏静脉瓣，由于重力、脏器和粪便等压迫，使静脉局部充血和血液向上回流障碍；静脉周围组织疏松，缺乏支架固定，易扩张屈曲。

2．职业关系：久站或久坐，长期负重行走，影响静脉回流。

二　临床表现

痔疮分为3型，分别为内痔、外痔、混合痔。

1．内痔位于肛管齿状线以上，一般不痛，以便血、痔核脱出为主要症状，严重时会喷血。痔核脱出后不能自行还纳，并伴有大便困难、便后擦不干净、有坠胀感等。

2．外痔发生于齿线以下，以疼痛、肿块为主要症状，肛门周围长有大小不等、形状不一的皮赘。以炎性外痔多见，主要表现为肛缘皮肤皱襞突起，红肿热痛、充血明显，有压痛，排便时疼痛加重，并有少量分泌物，偶见全身不适和发热症状。

3．混合痔兼有内外痔双重特征；以直肠黏膜及皮肤脱出、坠胀、疼痛、反复感染为主要症状。

三 体格检查与实验室检查

1．痔疮可分为内痔、外痔、混合痔，根据肛门视诊和不同症状可分辨。

2．肛管直肠指检和肛门镜检。

四 诊断与鉴别诊断

1．诊断：肛管直肠指检和肛门镜检可确诊。

2．鉴别诊断：

（1）直肠癌　多发于中年人或老年人，大便常混有血液、黏液和浓液，而且大便习惯明显改变，大便的次数增多，还伴有里急后重的感觉。肠内有菜花状硬块或边缘隆起、中央凹陷的溃疡，肠腔狭窄，仅能容纳一个手指，指套上沾有血液、浓液和黏液。

（2）肛裂　肛裂是齿状线以下肛管皮肤层裂伤后形成的小溃疡，表现为排便疼痛，典型的疼痛间歇期和疼痛期交替出现，难愈合。

五 治疗原则与用药

临床症状	对症用药
红肿充血	迈之灵片、化痔胶囊、痔速宁片、鳖甲消痔胶囊、消脱止、麝香痔疮膏、复方痔疮膏、痔疮栓、化痔栓、卡巴克洛片
出血	卡巴克洛片、云南白药
便秘	开塞露、通便灵

注意：静止期注意饮食，保持大便通畅。中西药结合，内服外用双管齐下。痔出血、血栓形成，痔脱、嵌顿，内痔周围支持的结缔组织广泛破坏等，应采取手术治疗。

类别	功能	具体用药
主药	凉血止血，行气散瘀	化痔胶囊、痔速宁片、鳖甲消痔胶囊、强力痔根断
	活血化瘀，去腐生肌	麝香痔疮膏、复方痔疮膏、痔疮栓、化痔栓、肛泰贴、肛泰栓、京万红痔疮膏
辅药	通便	开塞露、通便灵、排毒养颜胶囊、润肠通秘茶
关联用药	润肠通便，改善肠道功能	乳酸菌素片、益生菌胶囊、肠润茶、肠清茶、膳通、橙魔、芦荟、膳食纤维、枯草杆菌二联活菌颗粒（儿童）

六 专业关怀

1．忌饮酒，忌辛辣，多食含纤维素较多的饮食。

2．改善胃肠功能，养成定时排便的习惯，防治便秘。

3．避免久站、久坐，蹲厕时间不宜过长。

4．保持肛门周围清洁，注意孕期保健。

5．司机、孕妇和坐着上班人员在每天上午和下午各做10次提肛动作。

第六节 急性肠炎

急性肠炎是由细菌及病毒等微生物感染所引起的人体疾病，是常见病、多发病。其表现主要为腹痛、腹泻、恶心、呕吐、发热等，严重者可致脱水、电解质紊乱、休克等。临床上与急性胃炎同时发病者，又称为急性肠胃炎。本病多发于夏秋季节。

一 病因

急性肠炎夏季多发，与天气炎热、食物易腐败有关。把好“病从口入”这一关，急性肠炎会大大减少。

1．饮食不当：常因进食过多的高脂高蛋白食物，饮酒、饮冰凉饮料过多，或进食腐败、污染的食物，如隔夜食物未加热消毒，不新鲜的螃蟹、海味，久存冰箱内的肉类食品，发酵变质的牛奶及奶制品等有刺激性、生冷及腐败污染食物所致。

2．肠道感染：如常见的嗜盐杆菌、沙门氏菌、大肠杆菌、变形杆菌及葡萄球菌等感染。

3．全身性感染：如伤寒、副伤寒、肝炎及败血症等。

4．药物所致：如水杨酸制剂、砷、汞及泻药等。

二 临床表现

1．消化道症状：恶心、呕吐、腹痛、腹泻是本病的主要症状。呕吐起病急骤，常先有恶心，继之呕吐，呕吐物多为胃内容物。严重者可呕吐胆汁或血性物。腹痛以中上腹为多见，严重者可呈阵发性绞痛。腹泻表现为水样便，每天数次至数十次不等，伴有恶臭，多为深黄色或带绿色便，很少带有脓血，无里急后重感。

2．全身症状：一般全身的症状轻微，严重者有发热、失水、酸中毒、休克等症状，偶可表现为急性上消化道出血。

3．体征方面：早期或轻病例可无任何体征。查体时可有上腹部或脐周有轻压痛，肠鸣音常明显亢进，一般患者的病程短，数天内可好转自愈。

三 体格检查与实验室检查

细菌性肠炎可做呕吐物及大便培养，获得病原菌即可确诊。有些病原菌，如沙门菌感染可做血培养。病毒性肠炎可用电子显微镜、免疫电镜、免疫荧光及血清学检查。寄生虫性肠炎可直接镜检，寻找病原体及其虫卵。真菌性肠炎可从大便中直接涂片，在显微镜下检查真菌或做大便真菌培养。

四 诊断与鉴别诊断

1．诊断：一般应根据病史和临床表现初步加以判断。进一步确诊依赖实验室检查。

2．鉴别诊断：

（1）细菌性痢疾　多由不洁饮食引起，起病急，会出现发烧、恶心、呕吐、腹痛等症状，粪便呈脓性或脓血样，黏液状。也有高烧、不腹泻的中毒型痢疾。

（2）食物中毒　以细菌性食物中毒为多，为误食含有细菌或细菌毒素食物引发的中毒。起病急，恶心、呕吐、脱水、乏力、腹痛，多为稀水样便。共同就餐者往往同时发病。

（3）肠道蛔虫性腹泻　肚脐周围绞痛或隐痛。可伴有轻度腹泻，泻后疼痛稍缓，消瘦乏力。粪检可发现蛔虫卵。

五 治疗原则与用药

1．去除诱因，卧床休息，保暖，进清淡易消化食物。

2．如找到致病菌，应按药敏试验用药。

3．对症治疗：脱水患者应予补液，并注意纠正电解质紊乱和酸中毒。发生休克者应按休克处理。

临床症状	对症用药
腹痛	阿托品
腹泻	蒙脱石散、止泻颗粒
细菌感染	小檗碱、复方新诺明、庆大霉素
电解质紊乱	补液盐
肠道菌群失衡	枯草杆菌二联活菌颗粒、酪酸梭菌二联活菌胶囊、双歧杆菌乳杆菌三联活菌片、地衣芽孢杆菌活菌胶囊

注意：剧烈呕吐或明显脱水者，应建议立即去医院就诊。

类别	功能	具体用药
主药	对症治疗	蒙脱石散、止泻颗粒、口服补液盐、阿托品、小檗碱、复方新诺明、庆大霉素
辅药	清热，除湿，化滞	肠胃康颗粒
关联用药	调理肠道菌群	枯草杆菌二联活菌颗粒、酪酸梭菌二联活菌胶囊、双歧杆菌乳杆菌三联活菌片、地衣芽孢杆菌活菌胶囊

六 专业关怀

1．调理肠道菌群的药物与抗菌药同服可减弱其疗效，应分开服用。

2．注意个人卫生，勤洗手。

3．饮食宜清淡，不要进食辛辣油腻食物以免加重肠胃负担，忌烟酒辛辣刺激食物，忌过冷、过热、过硬食物，忌不洁饮食。多吃蔬菜。

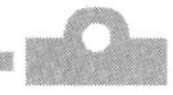

第七节 便秘

便秘是指排便困难或费力，排便不畅，排便次数减少，粪便干结量少。调查显示，我国老年人便秘高达15%~20%，女性多于男性，随着年龄的增长，患病率明显增高。

一 病因

1．肠道病变：炎症性肠病、肿瘤、疝、直肠脱垂等，此类病变导致功能性出口梗阻引起排便障碍。

2．肠外疾病：如糖尿病、脑血管意外、抑郁症等。

3．不良生活习惯：

（1）食量过少，食物精细，食物热量过高，蔬菜水果少，饮水少，对肠道刺激不足。

（2）运动少，卧床，久坐，使肠动力减弱。

（3）不良的排便习惯。

（4）长期滥用泻药。

4．社会与心理因素：

（1）人际关系紧张，心情长期处于压抑状态，都可使自主神经紊乱，引起肠蠕动抑制或亢进。

（2）生活规律改变，如外出旅游、住院等都可引起排便规律改变。

二 临床表现

便秘按有无器质性病变分为器质性便秘和功能性便秘，按病程和起病方式可分为急性便秘和慢性便秘，一般认为便秘的病程超过6个月为慢性便秘。

便秘的症状可因便秘的类型、病程长短而有所不同。

1．主要表现为每周排便少于3次，排便困难，每次排便时间长，排出粪便干结如羊粪且数量少，排便后仍有粪便未排尽的感觉。

2．可有下腹胀痛、食欲减退、疲乏无力、头晕、烦躁、焦虑、失眠等症状。

3．部分患者可因用力排坚硬粪块而伴肛门疼痛、肛裂、痔疮和肛乳头炎。

4．常可在左下腹乙状结肠部位触及条索状块物。

三 体格检查与实验室检查

1．体格检查：特别是肛门指检常能帮助了解粪便嵌塞、肛门狭窄、痔疮或直肠黏膜脱垂和直肠肿块等。

2．粪便和血常规检查：排除结肠、直肠和肛门器质性病变的重要又简单的检查。

3．其他辅助检查：内镜检查、胃肠道X线检查、结肠传输试验、排粪造影检查、肛管直肠压力测定、肛门肌电图检查。

四 诊断与鉴别诊断

凡有排便困难费力，排便次数减少，粪便干结、量少，可以诊断为便秘。辅助检查有助于便秘的诊断与鉴别诊断。

五 治疗原则与用药

根据不同类型的便秘选择不同的治疗方法。

1．器质性便秘：主要针对病因治疗，也可临时选用泻药以缓解便秘的症状。

2．功能性便秘：增加膳食纤维和多饮水，养成定期排便习惯，增加体能运动，避免滥用泻药等。经上述处理无效者，可酌情选用泻药、促胃肠动力药治疗。

（1）常用泻药

容积性泻药：可溶性纤维素和不可溶性纤维素。

润滑性泻药：开塞露等。

盐类泻药：硫酸镁。

渗透性泻药：乳果糖、聚乙二醇4000等。

刺激性泻药：比沙可啶等。

（2）促胃肠动力药　莫沙必利、伊托必利。

应用时可以根据便秘的类型来选择。慢性便秘常选用渗透性泻药（轻、中度便秘）、容积性泻药（轻度便秘）、刺激性泻药（必要时选用，避免长期使用）、促胃肠动力药（慢传输型）；急性便秘应交替使用各种泻药，并避免用强烈的泻药，使用时间不要超过1周。

临床症状	对症用药
大便干结，腹中胀满，口干、口臭	麻仁软胶囊、麻仁润肠丸、通便灵胶囊、润肠胶囊、通幽润燥丸
大便难于排出，便后乏力，头晕目眩，心悸	润肠通秘茶
腹胀、腹痛，不思饮食	槟榔四消丸、四消丸

类别	功能	具体用药
主药	对症治疗	渗透性泻药、容积性泻药、润滑性泻药、盐类泻药、刺激性泻药
辅药	清热润肠	麻仁软胶囊、麻仁润肠丸、通便灵胶囊、润肠胶囊、通幽润燥丸
	益气养血，润肠通便	润肠通秘茶
	消食导滞，行气泻水	槟榔四消丸、四消丸
关联用药	排毒，促进排泄	芦荟软胶囊、膳食纤维

六 专业关怀

1．许多治疗便秘的中成药中含有大黄、芦荟等，这些中成药不主张长期服用。

2．保证足够量的食物摄入，每天吃一定量的蔬菜和水果，最好早晚空腹吃一个苹果或香蕉。

3．主食不要过于精细，要适当吃些粗粮或纤维素含量丰富的食物。

4．适当按摩腹部可以解除便秘症状：用手掌顺时针方向按摩腹部，每日1～2次，每次按摩3 min。也可在每天早晨给小儿喝一杯盐开水，增加肠蠕动，对改善便秘有效。

5．孕妇、老人不建议服用芦荟。

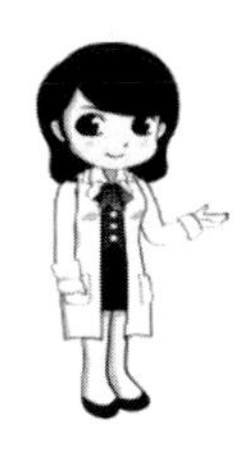

第三章

肝胆疾病

第一节 病毒性肝炎

病毒性肝炎（包括甲型、乙型、丙型、丁型、戊型）是由肝炎病毒引起的，以肝脏损害为主的传染性疾病。具有传染性较强、传播途径复杂、流行面广泛、发病率高的特点。部分乙型、丙型和丁型可演变为慢性，并可发展为肝硬化和原发性肝癌。其临床表现、生化改变、组织形态特征非常相似。

一 病因

病毒性肝炎的病原学分型，目前已被公认的有甲、乙、丙、丁、戊5种肝炎病毒，分别写作HAV、HBV、HCV、HDV、HEV，除乙型肝炎病毒为DNA病毒外，其余均为RNA病毒。

二 临床表现

1．有畏寒、发热等早期症状，发热多为轻至中度，一般不超过3天。

2．乏力、恶心、呕吐、厌油腻、食欲差、腹胀等表现，如为黄疸性肝炎，则皮肤、巩膜黄染。

3．低热，大小便颜色改变。

4．长期右上腹不适或疼痛，疼痛常为隐痛、胀痛。

三 体格检查与实验室检查

1．急性期多有肝、脾肿大，局部有压痛或叩击痛，恢复期则逐渐回复至正常。

2．部分患者皮肤、巩膜黄染。

3．慢性患者可见蜘蛛痣、肝掌等。

4．肝功能检查血清转氨酶、直接及间接胆红素均升高。

5．血清肝炎标志物测定阳性，如HBsAg、抗-HBs、HBeAg、抗-HBe、抗-HBc对判断有无乙型肝炎病毒感染有诊断意义。

小三阳	HBsAg（+）	抗-Hbe（+）	抗-HBc（+）	传染性弱
大三阳	HBsAg（+）	HbeAg（+）	抗-HBc（+）	传染性极强
其他	HBsAg（+）	HbeAg（+）	--	传染性强

6．B超、CT等相关检查可支持诊断。

四 诊断与鉴别诊断

1．诊断：

（1）近期内出现无其他原因解释的食欲差、乏力、厌油腻、尿黄、腹胀、恶心呕吐等症状。

（2）可能有与确诊病毒性肝炎患者（急性期）的密切接触史和半年内接受输血、血液制品及用未经严格消毒的器皿注射药物、免疫接种和针刺治疗等注射史。

（3）有肝区疼痛、肝区叩击痛，慢性患者见有蜘蛛痣、肝掌，部分患者有脾肿大等特征。

（4）肝功能示转氨酶升高。

（5）血清相关的肝炎标志物阳性。

2．鉴别诊断：

（1）药物中毒性肝炎　有服用有关药物史，肝炎标志物阴性。

（2）脂肪肝　血胆固醇、三酰甘油升高，B超示肝弥漫性肿大，肝实质回声增强，肝炎标志物阴性。

五　治疗原则与用药

病毒性肝炎目前尚无可靠而满意的抗病毒药物治疗。一般采用综合疗法，以适当休息和合理营养为主。

根据不同病情给予适当的药物辅助治疗，同时避免饮酒、使用肝毒性药物及其他对肝脏不利的因素。

临床症状	对症用药
肝功能异常	多烯磷脂酰胆碱胶囊、联苯双酯、五酯胶囊、甘草酸二铵、齐墩果酸胶囊、水飞蓟宾
病毒感染	拉米夫定片、阿德福韦酯、恩替卡韦片、乙肝抗病毒颗粒

类别	功能	具体用药
主药	抗病毒药	拉米夫定片、阿德福韦酯、恩替卡韦片
辅药	对症治疗，缓解病情	多烯磷脂酰胆碱胶囊、五酯胶囊、水飞蓟宾、护肝片
关联用药	加强营养，提高抵抗力	牛初乳、营养蛋白粉、氨基酸、虫草菌丝口服液、花旗参茶、灵芝口服液

注意：伴有严重的抑郁、精神焦虑、失眠、头痛、注意力不集中等精神症状患者，建议及时到医院就诊。拉米夫定片、阿德福韦酯、恩替卡韦片，门店按规定销售，不得主动推荐。

六　专业关怀

1．多休息，避免过劳，以利康复。急性肝炎或慢性肝炎转重者，建议及时到医院诊治。

2. 病毒性肝炎患者宜进食高蛋白质、低脂肪、高维生素类食物，碳水化合物摄取要适量。恢复期要避免过食。绝对禁酒，不饮含有酒精的饮料、营养品及药物。

3. 患者本人及其家庭要做好隔离消毒措施，避免传染。

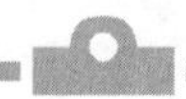

第二节 脂肪肝

脂肪肝并非独立疾病，而是一种病理改变，是指由代谢紊乱引起的肝内脂肪（主要是三酰甘油）过多积聚。当肝内脂肪含量超过肝脏质量的5%以上，或组织学上肝细胞半数以上有脂肪变性时，则称为脂肪肝。引起脂肪肝的原因很多，主要有酒精中毒、营养失调、内分泌紊乱、药物、毒物、遗传因素等。

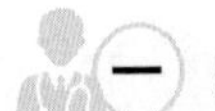

一 病因

1. 化学药物：包括化学毒物（苯、四氯化碳、氯仿等）、药物（四环素、糖皮质激素等）、酒精等，嗜酒一直是欧美及本国脂肪肝和肝硬化最常见的原因。

2. 营养因素：饮食过多、体重超重造成的肥胖是近年来引起脂肪肝最常见的因素之一，蛋白质及热量缺乏是脂肪肝的另一重要原因。

3. 遗传因素、生物因素。

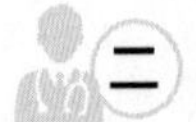

二 临床表现

1. 起病隐匿，发病缓慢，常无症状。

2. 少数患者可有乏力，右上腹轻度不适、肝区隐痛或上腹胀痛等非特异性症状。

3．严重脂肪性肝炎患者可出现黄疸、食欲不振、恶心、呕吐等症状。

三 体格检查与实验室检查

1．多数患者体型肥胖，部分患者肝大，肝脏可有轻压痛；部分患者可仅有症状而无阳性体征。

2．部分患者转氨酶增高，肝功能异常；血脂分析血清胆固醇、三酰甘油及脂肪酸增高。

3．腹部B超、CT、血清酶学检查均可支持诊断，确诊则需依据肝活检。

四 诊断与鉴别诊断

1．诊断：有易患因素，如肥胖、2型糖尿病、高脂血症等。符合脂肪性肝病的影像学诊断标准。

2．鉴别诊断：

（1）原发性肝癌　一般有肝炎病史，血甲胎蛋白（AFP）增高，B超、CT等检查证实肝脏占位性病变。

（2）病毒性肝炎　除有乏力、食欲差、发热、恶心、呕吐、黄疸、尿黄等表现外，流行病学、病原学检查有助确诊。

五 治疗原则与诊断

1．去除病因和诱发因素，积极控制原发病。

2．调整饮食方案，纠正营养失衡；坚持必要的锻炼以维持理想的体重。

3．维持相对正常的血脂、血糖水平。必要时适当辅以保肝、清脂、抗肝纤维化类药物，促进肝内脂质排泄，防止肝细胞坏死、炎症及纤维化。

临床症状	对症用药
肝功能异常	五酯胶囊、益肝灵、易善复
保肝、护肝	多烯磷脂酰胆碱、复合维生素B、维生素C、维生素E、奶蓟
血脂高	护肝茶、辛伐他汀、血脂康、银杏叶片

类别	功能	具体用药
主药	对症治疗，缓解病情	多烯磷脂酰胆碱胶囊、五酯胶囊、水飞蓟宾
辅药	降血脂，改善体内脂肪代谢	护肝茶、辛伐他汀、血脂康、卵磷脂、深海鱼油
关联用药	保肝、护肝，促进肝细胞恢复	多种维生素矿物质片、氨基酸、奶蓟提取物

六 专业关怀

1．合理膳食：粗细搭配，营养均衡。足量的蛋白质能清除肝内脂肪。

2．适当运动：每天坚持体育锻炼，选择适宜的运动项目。要从小运动量开始，循序渐进，逐步达到适当的运动量，以加强体内脂肪的消耗。

3．慎用药物，谨防药物对肝脏的毒副作用。

4．心情要开朗，不暴怒，少气恼，注意劳逸结合。

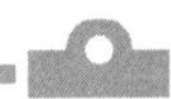

第三节 慢性胆囊炎

慢性胆囊炎系胆囊的慢性炎症性病变，常是急性胆囊炎多次发作的结果，约95%的患者合并胆囊结石。胆囊结石是引起慢性胆囊炎的主要病因。症状的有无、轻重，多与胆囊结石的大小、位置，有无梗阻及炎症的存在有关。主要症状有右上腹部隐痛、腹胀、嗳气、恶心以及厌食油腻，饱食以后常感上腹部不适等。

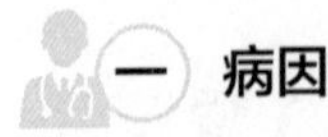

一 病因

1．感染性胆囊炎：是最常见的一种。胆囊病变较轻者，仅有胆囊壁增厚，重者可以显著肥厚、萎缩，囊腔缩小以至功能丧失。

2．梗阻性胆囊炎：当胆囊管阻塞（结石等）时，胆汁潴留，胆色素被吸收，引起胆汁成分改变，刺激胆囊发生炎症。

3．代谢性胆囊炎：由于胆固醇的代谢发生紊乱，而致胆固醇沉积于胆囊的内壁上，引起慢性炎症。

二 临床表现

1．本病一般不定期反复发作，发作间歇期症状不明显。

2．常在饱食、进油腻食物后出现下述症状：上腹疼痛、饱胀、嗳气、厌食油腻食物等。腹痛程度不一，多在上腹部，牵涉到右肩背部。

3．有消瘦、乏力、贫血等伴随症状。

4．可能有胆绞痛或胆囊炎急性发作史。

三 体格检查与实验室检查

1．腹部体征轻微或无阳性体征。

2．急性发作时，右上腹部疼痛，局部腹肌紧张，莫菲征阳性。

3．右上腹有时可触及肿大的胆囊或炎性包块。

4．B超、腹部X线、CT可支持诊断。

四 诊断与鉴别诊断

1．诊断：根据临床症状、体格检查（莫菲征阳性）及B超检查，即可诊断本病。

2．鉴别诊断：

（1）急性胆囊炎：起病急，进食油腻食物后，右上腹部胀痛或阵发性绞痛，并向右肩放射，伴有恶心呕吐、皮肤和巩膜黄染等症状；右上腹压痛明显，莫菲征阳性。

（2）消化性溃疡：常有慢性、节律性上腹部疼痛，伴有反酸、嗳气等，胃镜或X线钡餐明确诊断本病。腹部B超未发现胆囊炎或胆结石等。

（3）慢性胃炎：有上腹部不适或疼痛史，伴有早饱、嗳气、恶心、呕吐等症状，胃镜检查及活检提示慢性胃炎，而B超检查胆囊无炎症。

（4）慢性肝炎：一般原有病毒性肝炎史，肝炎标志物阳性，右上腹疼痛主要为胀痛、隐痛，腹部B超等提示慢性肝炎的影像学特点而无胆囊炎症。

五 治疗原则与用药

对伴有胆石者，均建议及时到医院治疗。对未伴结石、症状较轻，影像学检查显示胆囊无明显萎缩并具有一定功能者，建议内科保守治疗（重症及伴有胆石者，建议医院就诊）。

临床症状	对症用药
上腹不适	利胆片、消炎利胆片、利胆排石片
细菌感染	司帕沙星、左氧氟沙星、加替沙星

类别	功能	具体用药
主药	抗感染药	司帕沙星、左氧氟沙星、加替沙星
辅药	对症治疗，缓解病情	利胆片、消炎利胆片
关联用药	协同治疗，缩短疗程	大蒜素、溪黄草茶

注意：伴有严重的抑郁、精神焦虑、失眠、头痛、注意力不集中等精神症状患者，建议及时到医院就诊。

六 专业关怀

1．注意饮食，食物以清淡为宜，多饮水，少食油腻和煎炸食物。

2．保持大便畅通。六腑以通为用，肝胆湿热、大便秘结时，症状加重，保持大便畅通很重要。

3．要改变静坐生活方式，多走动，多运动。

4．注意修身养性，长期家庭不和睦、心情不畅的人可引发或加重此病，要做到心胸宽阔、心情舒畅。

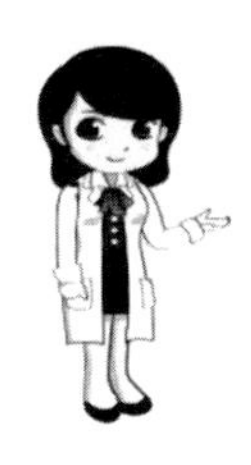

第四章

心血管系统疾病

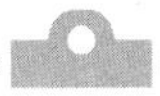

第一节 高血压

原发性高血压是指原因不明而临床上以体循环动脉压升高为主要表现的临床综合征，长期高血压可导致心、脑、肾等重要器官的损害，是脑卒中和冠心病的主要危险因素。

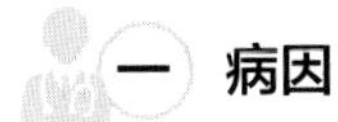

一 病因

1．年龄：发病率有随年龄增长而增高的趋势，40岁以上者发病率高。

2．饮食不节：饮食中高盐，过多摄入动物脂肪或大量饮酒等，均可使血压升高。有认为食盐<2 g/d，几乎不发生高血压；3～4 g/d，高血压发病率3%；4～15 g/d，发病率33.15%；>20 g/d，发病率43.3%。

3．体重：肥胖者发病率高，随着体重的下降，血压也随之下降。

4．遗传：大约半数高血压患者有家族史。

5．环境与职业：有噪音的工作环境、过度紧张的脑力劳动均易发生高血压，城市中的高血压发病率高于农村。

6．精神因素：长期的精神紧张、情绪压抑、心里失衡等不良因素，也可使血压升高。

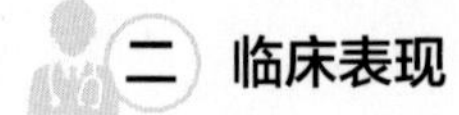

二 临床表现

大多数起病缓慢，缺乏特殊临床表现。常见症状有头晕、头痛、颈项板紧、疲劳、心悸等。较重症状有视力模糊、鼻出血等。

	收缩压/mmHg	舒张压/mmHg	
高血压1级	140～159	90～99	一般临床症状不明显，患者只是血压高，无心、脑、肾等重要器官病变的表现
高血压2级	160～179	100～109	出现头晕、头痛等症状。可见靶器官功能性病变：①左心室肥厚或劳损；②视网膜动脉出现狭窄；③蛋白尿或血肌酐水平升高
高血压3级	≥180	≥110	症状明显，多器质性病变：①左心衰竭；②肾功能衰竭；③视网膜出血、渗出，合并或不合并视盘水肿
单纯收缩期高血压	≥140	<90	

三 体格检查与实验室检查

血压监测、动态血压监测、心电图等全面系统的检查，以明确诊断高血压。

四 诊断要点

1．在非药物状态下，3次或3次以上非同日多次重复血压测量超过140/90 mmHg即可诊断高血压，动态血压监测可进一步明确诊断。

2．是否为继发性高血压，即是否为其他疾病引起的血压升高。

3．既往有高血压史，即使服药后血压降至正常水平，仍诊断为高血压。

五 治疗原则与用药

1．治疗性生活方式干预，限制钠盐及脂肪的摄入、减轻体重、适当锻炼，尤其对轻型患者，可使血压有一定程度的改善。

2．降压药应用原则：小剂量开始，优先选择长效制剂，联合用药，个体化。

3．合理的联合用药较单用较大剂量的某一种药物降压效果更好且不良反应较少，联合方案举例：

（1）血管紧张素转换酶抑制剂（或血管紧张素Ⅱ受体拮抗剂）与利尿药。

（2）钙通道阻滞剂与β受体阻滞剂。

（3）血管紧张素转换酶抑制剂与钙通道阻滞剂。

（4）利尿药与β受体阻滞剂。

4．对症治疗：各种主要降压药选用的临床参考

药物	适应证	不良反应	禁忌证
利尿剂	心力衰竭 老年高血压 收缩期高血压	氢氯噻嗪片： （1）胃肠反应 （2）低钾、低钠血症，血尿酸增高	痛风
β受体阻滞剂	劳力性心绞痛 心肌梗死后 快速心律失常 心力衰竭	普萘洛尔： （1）心率减慢，血压下降 （2）支气管痉挛 （3）低血糖反应	急性心力衰竭 病态窦房结综合征 房室传导阻滞
血管紧张素转换酶抑制剂	心力衰竭 左室功能肥厚 心肌梗死后 糖尿病微量蛋白尿	卡托普利： （1）皮疹 （2）干咳 （3）血管性水肿	妊娠 高血钾 双肾动脉狭窄

续表

药物	适应证	不良反应	禁忌证
钙通道阻滞剂	心绞痛 周围性血管病 老年患者 单纯收缩期高血压 糖耐量减低	硝苯地平： （1）足与小腿肿胀 （2）偶有面部潮红、眩晕、心悸等 （3）胃肠道反应	
血管紧张素Ⅱ受体拮抗剂	服用血管紧张素转换酶抑制剂治疗发生咳嗽等不良反应者	缬沙坦： （1）水肿、虚弱无力 （2）眩晕	高血钾 妊娠 肾功能障碍

注意：首次怀疑高血压者或已确诊为高血压者但血压波动大和症状明显者，建议及时到医院就诊。不宜主动推荐处方药。具体用药方案需建议患者到医院就诊并遵医嘱。

类别	功能	具体用药
主药	降血压	如利尿剂、β受体阻滞剂、血管紧张素转换酶抑制剂、钙通道阻滞剂、血管紧张素Ⅱ受体拮抗剂
辅药	活血化瘀，降低血黏稠度	如丹参片、银杏叶片
关联用药	改善血管弹性，预防并发症	如深海鱼油、卵磷脂

高血压患者需长期服用一线药，并合理搭配。同时服用中药和保健类药。中医认为，通则不痛，痛则不通；建议服用丹参片、银杏叶片活血化瘀，深海鱼油、卵磷脂降低血液黏稠度等，稳定血压，预防并发症。

有研究表明，适当补充维生素D能抑制肾素–血管紧张素–醛固酮系统（RAAS）的活性，从而降低原发性高血压水平。建议适当补充维生素D（悦而®维生素D）

六 专业关怀

1．低盐低脂，合理饮食。

2．监测血压，坚持用药。

3．适当运动，加强锻炼。

第二节 血脂异常

血脂异常是一类较常见的疾病，是人体内脂蛋白的代谢异常，主要包括总胆固醇和低密度脂蛋白胆固醇、三酰甘油升高和/或高密度脂蛋白胆固醇降低等。血脂异常是导致动脉粥样硬化的重要因素，增加心脑血管病的发病率和死亡率。防治血脂异常对提高生活质量、延长寿命具有重要意义。

一 病因

血脂异常分为原发性和继发性两大类。继发性血脂异常可由全身性疾病和某些药物所引起。绝大多数的血脂异常是原发性的，可由遗传基因缺陷或与环境因素相互作用所引起。

1．继发性因素：

（1）全身系统性疾病　如糖尿病、甲状腺功能减退症、肝肾疾病、系统性红斑狼疮、过量饮酒等。

（2）药物因素　如噻嗪类利尿剂、β受体阻滞剂、糖皮质激素等。

2．原发性因素：

（1）遗传因素　如家族性血脂异常、某些基因缺陷。

（2）生活方式　包括暴饮暴食、饮食不规律等不良饮食习惯及缺乏体力活动、体力运动不足、肥胖、年龄增加等。

二　临床表现

多数血脂异常患者并无任何症状和异常体征。常常是在进行血液生化检查时被发现患有血脂异常。

1．黄色瘤：脂质在真皮内沉积所引起的黄色瘤。患者可出现扁平黄色瘤、掌皱纹黄色瘤、肌腱黄色瘤及结节性黄色瘤。

2．冠心病和周围血管病等症状：脂质在血管内皮沉积所引起的动脉粥样硬化，产生冠心病和周围血管病等。

三　体格检查与实验室检查

1．体格检查：

（1）测量身高、腰围、腹围，计算体重指数、腰臀比。

（2）观察患者有无黄色瘤，触诊有无肝、脾肿大。检查患者关节，结合病史确诊有无游走性多关节炎。

2．实验室检查：临床上检测血脂的项目较多，基本检测项目为总胆固醇、三酰甘油、高密度脂蛋白胆固醇和低密度脂蛋白胆固醇。

四　诊断与鉴别诊断

实验室检查结果是诊断血脂代谢异常的主要依据。

中国血脂水平分层标准见下表：

	胆固醇（TC）/ $g \cdot L^{-1}$	低密度脂蛋白（LDL-C）/ $g \cdot L^{-1}$	高密度脂蛋白（HDL-C）/ $g \cdot L^{-1}$	三酰甘油（TG）/ $g \cdot L^{-1}$
合适范围	<200	<130	>40	<150
边缘升高	200≤TC<240	130≤LDL<160		150≤TG<200
升高	≥240	≥160	≥60	≥200
降低			≤40	

五 治疗原则与用药

治疗原则：以控制原发性疾病为主，如糖尿病、甲状腺功能减退症。采用综合性治疗措施，首要是生活方式干预，药物治疗需严格掌握适应证。

治疗目的为防治缺血性心血管疾病。

种类	降脂强度	药物
他汀类	低强度（降低LDL-C <30%）	匹伐他汀（1 mg）、辛伐他汀（10 mg）、洛伐他汀、普伐他汀（20 mg）、氟伐他汀（40 mg）
	中强度（降低LDL-C <50%）	匹伐他汀（2～4 mg）、瑞舒伐他汀（5～10 mg）、阿托伐他汀（10～40 mg）、辛伐他汀（20～40 mg）、洛伐他汀、普伐他汀（40～80 mg）、氟伐他汀（80 mg）
	高强度（降低LDL-C ≥30%）	瑞舒伐他汀（20 mg）、阿托伐他汀（80 mg）
贝特类	—	非诺贝特、苯扎贝特、吉非贝特、氯贝丁酯
烟酸类	—	烟酸、阿昔莫司
胆酸螯合剂	—	考来烯胺、考来替哌
肠道胆固醇吸收抑制剂	—	依折麦布

六 专业关怀

1．合理饮食：饮食提倡清淡，限制高脂肪、高胆固醇类饮食，如动物内脏、蛋黄、虾蟹膏脂，不吃甜食和零食，多吃蔬菜和水果，宜低盐饮食。

2．适当运动：坚持适当运动，如慢跑、五禽戏、太极拳、广场舞等。控制体重的增长。

3．戒烟戒酒。

4．每3～6个月复查血脂。

第三节 冠心病

冠状动脉粥样硬化性心脏病是指由于冠状动脉粥样硬化使管腔狭窄、痉挛或坏死而引发的心脏病，统称为冠心病，归属于缺血性心脏病，是动脉粥样硬化导致器官病变的最常见类型。

一 病因

冠状动脉粥样硬化可同时或分别累及各主要的冠状动脉，病变的狭窄程度、部位决定了缺血症状和预后。管腔狭窄<50%时，心肌供血一般不受影响；管腔狭窄50%～70%时，静息时心肌供血不受影响。而在运动、心动过速或激动时，心脏耗氧量增加，可引起心肌暂时性供血不足，引发慢性稳定型心绞痛（chronic stable angina，CSA）；当粥样斑块破裂出血，形成血栓堵塞血管时可引发急性心肌梗死（acute myocardial infarction，AMI）。

二 临床表现

根据病变部位、范围和程度将冠心病分为5型：

1．隐匿型或无症状性心肌缺血：无症状，但在静息、动态或负荷心电图下显示心肌缺血改变。

2．心绞痛：发作性胸骨后疼痛，由一过性心肌供血不足引起。

3．心肌梗死：缺血症状严重，为冠状动脉闭塞导致心肌急性缺血坏死。

4．缺血性心肌病：长期慢性心肌缺血或坏死导致心肌纤维化，表现为心脏增大、心力衰竭和心律失常。

5．猝死：突发心搏骤停引起的死亡，多为缺血心肌局部发生电生理紊乱引起的严重心律失常所致。

三 体格检查与实验室检查

稳定型心绞痛患者的病情可以根据临床表现、负荷试验、左心室功能、心肌缺血成像、冠状动脉 CTA 及冠状动脉造影检查结果等进行综合评估。

四 诊断与鉴别诊断

对疑似或确诊的稳定型心绞痛患者均应行静息心电图检查，如无负荷试验禁忌证可以进一步行运动心电图或负荷试验，以帮助判断病情并进行冠心病的诊断或危险分层。当通过心电图或负荷试验无法诊断时，推荐进行超声心动图、心肌灌注扫描等，若存在负荷试验禁忌证或功能试验尚不能确定诊断或危险程度的患者，可选择冠状动脉CT血管造影（CTA）检查，不推荐常规采用CTA进行冠心病的诊断或危险评估。经上述评估检查后怀疑为严重冠心病、左心室收缩功能低下或无创检查无法下结论的患者，推荐行冠状动脉造影检查以进一步评估。对左心室收缩功能正常、无创检查显示低危的患者，不推荐使用冠状动脉造影检查进一步评估。

五 治疗原则与用药

缓解症状、改善预后、阻止病情进展。包括调整生活方式、控制危险因素、循证药物治疗、血运重建、患者教育等。

对症处理	类别	药物
缓解心绞痛	β受体阻断剂（一线药）	美托洛尔、比索洛尔、阿替洛尔
	钙通道阻滞剂（一线药）	硝苯地平、氨氯地平、非洛地平、拉西地平、地尔硫䓬、维拉帕米
	硝酸酯类药物	硝酸甘油、硝酸异山梨酯
预防危险事件	抗血小板药	贝前列素钠（凯那®贝前列素钠片）、阿司匹林
	他汀类药物	瑞舒伐他汀、洛伐他汀、辛伐他汀、阿托伐他汀

续表

对症用药	类别	药物
	ACEI	卡托普利、贝那普利、雷米普利、依那普利
	ARB	奥美沙坦、厄贝沙坦、氯沙坦、缬沙坦、替米沙坦

六 专业关怀

1．合理饮食：每日摄入蔬菜300～500 g，水果200～400 g，谷类250～400 g，胆固醇＜300 mg（一个鸡蛋黄），食用油＜25 g，饮水＞1 200 mL，食盐＜5 g。多吃含钾的食物：坚果、豆类、瘦肉、桃、香蕉、苹果、西瓜、橘子、海带、木耳、蘑菇、紫菜等。

2．戒烟戒酒：成年男性每日酒精摄入量＜25 g（相当于啤酒750 mL，或葡萄酒250 mL，或高度白酒50 g，或38度白酒75 g）。成年女性每日酒精摄入量减半。

3．控制体重：体重指数（BMI）维持在18.5～23.9 kg/m^2；腰围控制在男性＜90 cm，女性＜85 cm。

4．控制血压：目标是＜130/80 mmHg。

5．调节血脂：高危患者LDL-C＜2.6 mmol/L，极高危患者LDL-C＜2.0 mmol/L。采用健康的生活方式，减少饱和脂肪酸占总热量的比例、反式脂肪酸和胆固醇的摄入；增加植物固醇的摄入。

6．控制血糖：目标是糖化血红蛋白＜7%。

7．情绪管理：充分了解自己的疾病及程度，缓解紧张、焦虑与抑郁情绪。

8．睡眠管理：确定失眠原因，消除当前的疼痛、失眠、焦虑、恐惧、惊恐发作等症状。纠正不正确的睡眠习惯。

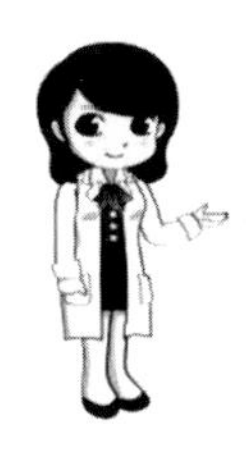

第五章

泌尿生殖系统疾病

第一节 尿路感染

尿路感染是常见的感染疾病，一般指大量病原微生物侵入尿路并生长繁殖而引起的感染性炎症。可分为上尿路感染（主要是肾盂肾炎）和下尿路感染（主要是膀胱炎）。尿路感染途径大多数为上行感染。

一 病因

多数是由细菌感染引起的，最常见的致病菌是大肠杆菌、粪肠球菌、变形杆菌、绿脓杆菌等。

诱发因素有尿路梗阻、膀胱输尿管反流、性生活创伤、妊娠期、月经期、产后、尿路畸形、尿路器械检查等。如有糖尿病等全身性疾病或长期服用糖皮质激素、免疫抑制剂患者，机体免疫力下降，本病发病率更高。女性因生理解剖的原因，发病率远高于男性。

二 临床表现

尿频、尿急、尿痛、排尿不畅、下腹部疼痛，部分患者有排尿不适。尿液常浑浊、有异味，可出现血尿。

三 体格检查与实验室检查

1．体格检查：肋脊角、上输尿管点、膀胱区、腰肋点有轻压痛。

2．尿常规检查白细胞增高，细菌学检查有助于诊断。

四 诊断与鉴别诊断

1．诊断：典型的尿路感染有尿路刺激征、感染中毒症状、腰部不适等，结合尿液改变和尿液细菌学检查，凡尿常规检查有真性细菌尿者，都可诊断为尿路感染。

2．鉴别诊断：

（1）全身感染性疾病　可能有尿路感染症状，但局部刺激征不明显，而全身症状较突出。胸片、腹部B超、血常规检查可明确诊断。

（2）尿路结核　常有明显的尿路刺激征，患者多数有肺结核或盆腔结核等病史，相应的实验室检查如尿结核菌培养等有助本病诊断。

（3）慢性肾盂肾炎　本病常有一般慢性间质性肾炎的表现，并有间歇的尿路感染病史。影像学检查发现有局部粗糙的肾皮质瘢痕，伴有相应的肾盏变形。

五 治疗原则与用药

纠正诱因，抗菌消炎，辅以全身支持疗法。高热不退或全身症状严重者建议去医院诊治。

临床症状	对症用药
膀胱刺激征（尿频、尿急、尿痛）	清淋颗粒、泌淋胶囊、热淋清片、大败毒胶囊
细菌感染	左氧氟沙星、司帕沙星、阿莫西林

类别	功能	对症用药
主药	抗菌消炎	左氧氟沙星胶囊、司帕沙星片、阿莫西林胶囊
辅药	对症处理，缓解病情	清淋颗粒、泌淋胶囊、热淋清片、大败毒胶囊

续表

类别	功能	对症用药
关联用药	天然杀菌，提高免疫力	大蒜素胶囊、维生素C、氨基酸、花旗参

注意：伴有严重的抑郁、精神焦虑、失眠、头痛、注意力不集中等精神症状患者，建议及时到医院就诊。

六 专业关怀

1．多饮水及富含维生素C的饮料，勤排尿，是最实用和有效的预防方法。

2．注意阴部的清洁卫生，尽量避免使用尿路器械。

3．与性生活有关的反复发作的尿路感染，应在性交后立即排尿，并按常用量服一次抗菌药物作预防，能有较好效果。

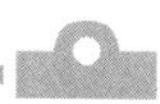

第二节 前列腺炎

前列腺炎是指前列腺在病原体或（和）某些非感染因素作用下，患者出现以骨盆区域疼痛或不适、排尿异常等症状为特征的一组疾病。前列腺炎是成年男性的常见疾病，大约有50%的男性在一生中的某个时期会受到前列腺炎的影响，50岁以下的成年男性患病率较高。按照疾病病程时间的长短，可以分为急性前列腺炎和慢性前列腺炎。

一 病因

1．病原体感染：病原体感染为主要致病因素，病原体主要为大肠埃希菌，绝大多数为单一病原菌感染。

2．排尿功能障碍：诱发无菌的化学性前列腺炎。

3．精神心理因素：可引起自主神经功能紊乱，造成后尿道神经肌肉功能失调。

4．神经内分泌因素：前列腺痛患者往往容易发生心率和血压的波动。

5．免疫反应异常。

6．盆腔相关疾病因素：与盆腔静脉充血、血液淤滞相关。

二 临床表现

1．急性前列腺炎：发病突然，为急性疼痛伴随着排尿刺激症状和梗阻症状以及全身发热。典型表现为：尿频、尿急、尿痛、排尿痛。全身症状为：寒战、高热、恶心、呕吐，甚至败血症。

2．慢性前列腺炎：尿频、尿急、尿痛，排尿时有不适感和灼热感。排尿后有白色分泌物从尿道口流出。可出现性功能减退。可出现头昏、头胀、乏力、疲惫、失眠、情绪低落、焦虑等。

三 体格检查与实验室检查

1．EPS常规检查：前列腺液的白细胞数量增高。

2．尿常规细菌学：检查有辅助于诊断，排除尿路感染。

3．其他实验室检查：可能出现精液质量异常，如白细胞增多、精液不液化、血精和精子活力下降等改变。

四 诊断与鉴别诊断

1．诊断：主要依据病史、症状和体检，辅以实验室检查。

2．鉴别诊断：前列腺结石　患者可表现有慢性前列腺炎的各类症状，但直肠指诊检查可扪及前列腺有结石摩擦感，骨盆X线在耻骨联合区一侧有阳性结石影，超声波检查可在前列腺结石部位出现强光带，并有声影。

五 治疗原则与用药

急性前列腺炎主要是用广谱抗生素、对症治疗和支持治疗。慢性细菌性前列腺炎治疗以口服抗生素为主，选择敏感药物，疗程为4～6周，其间应对患者进行阶段性的疗效评价。慢性非细菌性前列腺炎可先口服抗生素2～4周，然后根据其疗效反馈决定是否继续抗生素治疗。

临床症状	对症用药
排尿困难，尿频，尿急，尿痛	坦索罗辛、特拉唑嗪、普适泰、酒石酸托特罗定、布洛芬
细菌感染	左氧氟沙星、洛美沙星、环丙沙星
肾虚	普乐安片、前列舒乐胶囊

类别	功能	具体用药
主药	抗菌消炎	左氧氟沙星、洛美沙星、环丙沙星
辅药	对症处理，缓解病情	坦索罗辛、特拉唑嗪、普适泰、酒石酸托特罗定
关联用药	补肾固本	普乐安片、前列舒乐胶囊

注意：伴有严重的抑郁、精神焦虑、失眠、头痛、注意力不集中等精神症状患者，建议及时到医院就诊。

六 专业关怀

1．慢性前列腺炎患者应注意戒酒，忌辛辣刺激食物，多饮水。

2．避免憋尿、久坐和疲劳。

3．注意保暖，加强体育锻炼。

第三节　前列腺增生

前列腺增生（BPH）是中老年男性排尿障碍最为常见疾病之一，随全球人口老年化发病日渐增多。前列腺增生的发病率随年龄递增，但有增生病变时不一定有临床症状。

一　病因

有关前列腺增生的发病机制研究颇多，但病因至今仍未能阐明。目前认为老龄和有功能的睾丸是前列腺增生发病的两个必不可少的因素。近年来也注意到吸烟、肥胖及酗酒、家族史、人种及地理环境对BPH发生的关系。

二　临床表现

前列腺增生多在50岁以后出现症状，60岁左右症状更加明显。

1．储尿期症状：尿频、夜尿增多、尿急、尿失禁。

2．排尿期症状：排尿起始延缓，排尿费力，尿流射程短，尿线细，断续或滴沥。

3．排尿后症状：不能排尽膀胱内的尿液，多数会因饮酒、劳累、气候变化而发生或加重。

三　体格检查与实验室检查

1．直肠指诊，B超检查。

2．尿流动力学检查，泌尿系造影，膀胱镜检查。

四 诊断与鉴别诊断

1．诊断：主要依据病史、症状和体检，辅以实验室检查。

2．鉴别诊断：

（1）前列腺癌　若有前列腺结节，质地硬，或血清PSA异常，鉴别需行MRI和前列腺穿刺活检。

（2）膀胱颈挛缩　由慢性炎症所致。发病年龄较轻，多在 40～50 岁出现排尿困难症状，但前列腺体积不大。

五 治疗原则与用药

药物治疗前列腺增生患者的短期目标是缓解患者的下尿路症状，长期目标是延缓疾病的发展，预防并发症的发生。在减少药物治疗副作用的同时保持患者较高的生活质量是药物治疗的总体目标。

临床症状	对症用药
缓解排尿困难、尿频、尿急症状	盐酸坦索罗辛缓释胶囊、萘哌地尔
前列腺增生	非那雄胺片
肾虚	前列康舒胶囊、前列癃闭通颗粒

类别	功能	具体用药
主药	抑制增生	非那雄胺片
辅药	对症处理，缓解病情	盐酸坦索罗辛缓释胶囊、萘哌地尔
关联用药	温阳补肾	前列康舒胶囊、前列癃闭通颗粒

六 专业关怀

1．长期吸烟的人，机体的免疫力降低容易受到有害微生物的侵害，使前列腺受害。

2．不宜久坐。

3．不吃辛辣等刺激性较强的食物。

4．保持清洁，防止受寒。

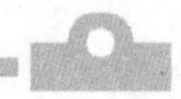

第四节 男性勃起功能障碍

勃起功能障碍（ED）俗称阳痿，指阴茎持续不能达到和（或）维持足够的勃起以获得满意的性生活（性交）。主要表现为勃起功能减退（不勃起），勃起不硬，无法插入阴道等。40岁以上的男性发病率高达 52%。

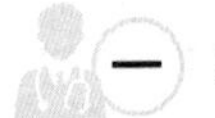

一 病因

ED的病因较复杂，大致可归纳为生活方式、精神因素、年龄、疾病、药物等。

1．不良生活方式：缺少运动、吸烟、肥胖、过度劳累。

2．心理因素：紧张、压力大、抑郁、焦虑和夫妻感情不和等精神心理因素都可造成ED。

3．疾病因素：

（1）慢性疾病　由于躯体疾病导致阴茎内无法流入足够的血流而不能勃起。如高血压、高胆固醇血症、动脉硬化、糖尿病、内分泌失调等。

（2）神经性原因　中枢、外周神经疾病或损伤均可以导致勃起功能障碍。

（3）阴茎本身疾病无法勃起　如阴茎硬结症、阴茎弯曲畸形、严重包茎和包皮龟头炎。

（4）泌尿生殖器疾病　睾丸炎、附睾炎、尿道炎、膀胱炎、前列腺炎等继发ED者较为常见，其中以慢性前列腺炎出现ED者最为多见。

4．年龄：体力不支，性冲动减弱。

5．药物：长期服用抗高血压药、中枢抑制药、镇静药、抗精神病药都可能导致ED。

二 临床表现

1．性生活时出现勃起不坚，勃起硬度不够（不完全性ED）。

2．性生活时出现阴茎完全不能勃起，完全无法插入阴道（完全性ED）。

3．症状持续3个月以上。

三 体格检查与实验室检查

1．实验室检查：血常规、尿常规、生化及肝肾功能测定；激素水平测定。

2．特殊检查：夜间阴茎勃起试验（NPT），阴茎海绵体注射血管活性药物试验（ICI），彩色双功能超声检查（CDU），阴茎海绵体测压（CM），阴茎海绵体造影，选择性阴茎动脉造影，勃起功能障碍的神经检测，海绵体活检。

四 诊断与鉴别诊断

1．诊断：根据临床症状和检查结果可确诊。

2．鉴别诊断：

（1）早泄　ED往往与早泄并存，但二者在概念上有根本的不同。早泄为性交时阴茎能够勃起，且能达到足够的硬度以插入阴道，但勃起的时间较短，甚至刚触及阴道即行射精，阴茎继而迅速疲软，以致性交过早结束，早泄的根本特征是能够进行性交，但不能使女方达到性高潮；而ED则是阴茎不能勃起或勃起的硬度不佳，不能进行性交，二者临床表现上有同有异，应注意鉴别。

（2）性欲淡漠　性欲淡漠是男子的性交欲望降低，也可间接影响阴茎的勃起及性交的频率，但在性交时阴茎却能正常勃起。

五 治疗原则与用药

针对病因，纠正不良的生活方式，治疗基础疾病，对药物性 ED 设法调整用药。

目前治疗勃起功能障碍的治疗方法有基础治疗方法、第一线治疗方法、第二线治疗方法、第三线治疗方法。在下面的叙述中，将重点介绍第一线治疗方法。

1．基础治疗方法：调整心理状况，协调夫妻感情，加强性生活模式指导，加强性医学教育，矫正危险因素，加强原发病治疗。

2．第一线治疗方法：口服药物疗法。口服药物是勃起功能障碍治疗中最简单、最容易接受的一线治疗方法。

（1）非激素类药物　磷酸二酯酶V型抵制剂（PDE5抑制剂）为特异性磷酸二酯酶抑制剂，可抑制环鸟苷酸（cGMP）降解，提高cGMP浓度，从而使平滑肌松弛，引起阴茎勃起。该类药物是目前治疗ED的首选药物，总有效率超过70%。

PDE5 抑制剂	用法用量
枸橼酸西地那非片	对大多数患者，推荐剂量为50 mg，在性活动前约1 h按需服用（但在性活动前0.5～4 h内的任何时候服用均可）。服后2 h作用最强。基于药效和耐受性，剂量可增加至100 mg（最大推荐剂量）或降低至25 mg。每日最多服用1次。在没有性刺激时，推荐剂量的西地那非不起作用
伐地那非	成人口服给药，推荐起始剂量为10 mg，一天1次，性生活前25～60 min服用。根据疗效及耐受性，剂量可调整为5 mg或20 mg。最大推荐剂量为一天20 mg
他达拉非	吸收快，一次10 mg，于性交前30 min服用，如效果不显著可增至20 mg，其作用维持时间将延迟至36 h

（2）激素类药物　可改善中枢神经内环境，激活雄激素受体，促进勃起功能。

激素类药物	用法用量
丙酸睾酮	肌内注射，一次 25～50 mg，每周2～3次
复方睾酮酯	肌内注射，一次 250 mg，每3～6周1次

（3）中药制剂

症候类型	表现	治法	药物
命门火衰证	阳事不举，或举而不坚，精薄清冷，神疲倦怠，畏寒肢冷，面色皖白，头晕耳鸣，腰膝酸软，夜尿清长，舌淡胖，苔薄白，脉沉细	温肾壮阳	赞育丸，右归丸，五子衍宗丸，男宝胶囊，龟龄集，雷龙片，青娥丸，补肾强身胶囊，海马三肾丸，鹿角胶，复方虫草口服液
心脾亏虚证	阳痿不举，心悸，失眠多梦，神疲乏力，面色萎黄，食少纳呆，腹胀便溏，舌淡，苔薄白，脉细弱	补益心脾	归脾丸
肝郁不舒证	阳事不起，或起而不坚，心情抑郁，胸胁胀痛，脘闷不舒，食少便溏，苔薄白，脉弦	疏肝解郁	逍遥丸
惊恐伤肾证	阳痿不振，心悸易惊，胆怯多疑，夜多噩梦，常有被惊吓史，苔薄白，脉弦细	益肾宁神	启阳娱心丹
湿热下注证	阴茎萎软，阴囊潮湿，瘙痒腥臭，睾丸坠胀作痛，小便赤涩灼痛，胁胀腹闷，肢体困倦，泛恶口苦，舌红苔黄腻，脉滑数	清利湿热	龙胆泻肝丸

3．第二线治疗方法：①真空负压装置；②阴茎海绵体药物注射疗法；③尿道局部治疗。

4．第三线治疗方法：①阴茎假体植入术；②动脉血管重建术；③静脉血管结扎术。

六 专业关怀

1．性心理治疗：增加对性知识的了解，充分认识精神因素对性功能的影响。正确对待性欲，性欲不是见不得人的事，不必有厌恶感或罪恶感；不用因为一两次性交失败而沮丧担忧，缺乏信心；增加夫妻双方感情交流，消除不和谐因素，默契配合，女方应关怀、鼓励丈夫，尽量避免不满情绪流露，避免给丈夫造成精神压力；性交时思想要集中，精神要放松。

2．节制房事：长期房事过度，沉浸于色情，是导致ED的原因之一。实践证明，夫妻分床，停止性生活一段时间，避免各种类型的性刺激，让身体得到充分休息，是防治ED的有效措施。

3．饮食调养：少吃油炸甜腻高脂肪的食物。避免饮酒。多吃蔬菜瓜果、海产品，注意饮食均衡。不要轻信偏方。

4．提高身体素质：身体虚弱、过度疲劳、睡眠不足，都是勃起功能障碍的发病因素。应当积极从事体育锻炼，增强体质，注意休息，避免过劳。

5．谨慎用药：利尿剂、降压药、心脏病用药、安定药、抗抑郁药、激素类药、细胞毒类药、抗胆碱药有可能导致勃起功能障碍。如果怀疑药物导致了勃起功能障碍，应先向医师或药师咨询，不应擅自停药。

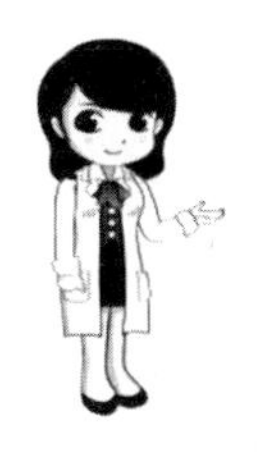

第六章

血液系统和内分泌系统疾病

第一节 缺铁性贫血

缺铁性贫血为体内用来合成血红蛋白的贮存铁缺乏，不能满足正常红细胞生成的需要而发生的贫血，是最为常见的一种贫血。本病特点为骨髓、肝、脾及其他器官组织中缺乏贮存铁，血清铁蛋白、血清转铁蛋白饱和度低，血液中血红蛋白浓度或红细胞比容低于正常。本病可发生于各年龄段。

一 病因

1．慢性失血：常见于消化道慢性失血、钩虫病、痔出血、月经过多，服用某些药物后出血等。

2．需铁量增加而摄入不足：食物中缺乏足够的铁时可引起缺铁，儿童、青少年、妊娠期及哺乳期妇女因铁的需要量增多，如不及时补充含铁食物，容易引起缺铁。

3．吸收不良：胃大部分切除术后、萎缩性胃炎、慢性腹泻、服用某些药物或食物等影响铁吸收。

二 临床表现

1．面色苍白、心慌、气短、头昏、眼花、耳鸣，眩晕、晕厥、疲乏无力等贫血症状。

2．儿童、青少年出现发育迟缓、智商低、容易兴奋、注意力不集中、烦躁、易怒或淡漠等组织缺铁的症状。异食癖及吞咽困难为缺铁性贫血的特殊表现。

3．患者有慢性失血的表现，如呕血和（或）黑便、痔疮出血及皮肤紫癜。

4．如为女性，则有月经变化。

三 体格检查与实验室检查

皮肤黏膜苍白，口角皲裂，口腔炎、舌炎，舌乳头萎缩，毛发干燥、无光泽，指甲扁平或反甲。部分患者有脾肿大。血常规提示贫血，骨髓铁染色阴性。

四 诊断与鉴别诊断

1．诊断：

（1）有贫血的临床表现和（或）血常规提示缺铁性贫血。

（2）有相关的病因支持，及实验室骨髓铁染色阴性。

（3）治疗上铁剂有效。

符合以上三点，就能确诊本病。

2．鉴别诊断：

（1）慢性病贫血　为慢性感染、结缔组织病、恶性肿瘤所致的贫血。

（2）海洋性贫血　常有家族史，大多有遗传性。

五 治疗原则与用药

1．病因治疗：尽可能除去引起缺铁和贫血的原因。

2．补充足够量的铁以供机体合成血红蛋白，补充体内铁的贮存量至正常水平。

临床症状	对症用药
面色苍白、心慌、气短等	多糖铁复合物胶囊（红源达®多糖铁复合物胶囊）、复方红衣补血口服液（翔宇红衣®复方红衣补血口服液）、硫酸亚铁、骨钙补铁

注意：①如因消化性溃疡、消化道肿瘤、钩虫病、痔出血、妇女月经过多等引起的贫血，建议对症用药或去医院就诊。②在门店只对一般病患及症状较轻者给予营养支持。如遇重症患者、慢性失血者应立即建议去医院就诊。

类别	功能	具体用药
主药	纠正贫血	多糖铁复合物胶囊（红源达®多糖铁复合物胶囊）、复方红衣补血口服液（翔宇红衣®复方红衣补血口服液）、硫酸亚铁、富马酸亚铁、骨钙补铁、补血口服液、红中补铁生血颗粒、阿胶
辅药	加强补铁	维生素C
关联用药	补血益气	阿胶口服液、阿胶原粉、阿胶乌鸡口服液、益气养血口服液
	营养支持	营养蛋白粉、牛初乳、复合氨基酸胶囊、氨基酸口服液

注意：伴有严重的抑郁、焦虑、失眠、头痛、注意力不集中等精神症状患者，建议及时到医院就诊。

六 专业关怀

1．及时根治各种慢性消化道出血的疾病等。

2．注意饮食合理搭配，孕妇及哺乳期妇女应增加营养，补充铁剂，生长期的儿童宜食含铁丰富的食物，纠正偏食、挑食的习惯。

3．需特别注意口腔护理，饭后应漱口，及时治疗口腔溃疡。

4．患者在服用铁剂时，应在饭后服药，避免引起恶心、呕吐。忌饮浓茶，避免与牛奶同服，影响铁的吸收。

第二节 甲状腺功能亢进症

甲状腺功能亢进症（简称“甲亢）甲亢为多种原因引起的甲状腺激素分泌过多，引起以神经、循环、消化等系统兴奋性增高和高代谢症状为主的一组临床综合征。好发于20～40岁的中年女性，发病率女性高于男性。

一 病因

目前认为，甲亢与免疫因素和遗传因素有关，可在感染、精神创伤等因素的作用下诱发。

二 临床表现

1．高代谢综合征：如有疲乏无力、怕热多汗、低热心悸、多食易饥、体重下降、烦躁易怒、失眠不安、情绪激动、大便数频、腹泻等症状。

2．女性生育期有月经稀少、闭经、不孕等，男性有乳房发育、阳痿；有肌肉柔软无力等甲状腺功能亢进性肌病表现。

3．明显的突眼表现。

三 体格检查与实验室检查

1．甲状腺可有不同程度的弥漫性肿大，重者两叶可闻及血管杂音和（或）扪及震颤。

2．心动过速，＞100次/min；手震颤试验阳性；突眼明显。

3．血清甲状腺素、TSH等测定异常。

四 诊断与鉴别诊断

1．诊断：典型的临床症状、体格检查及实验室检查，可明确诊断。高代谢症候群，如食欲亢进、多汗、消瘦、心悸等。突眼、甲状腺肿大、心率加快、手震颤试验阳性。实验室检查提示甲状腺功能不同程度的升高。

2．鉴别诊断：

（1）单纯性甲状腺肿　除甲状腺肿大外，无其他甲亢的明显症状和体征。

（2）神经官能症　可有类似的临床症状，但甲状腺功能测定正常。

（3）恶性肿瘤　恶性病变常可查及原发灶，甲状腺功能检查正常或偏低。

（4）风湿、结核病　有低热者应注意与此病鉴别，风湿患者，抗“O”、ESR升高；结核病者可予X线胸片等检查证实结核病灶以鉴别，两者甲状腺功能测定均正常。

五 治疗原则与用药

减除精神紧张等对本病不利的因素，适当休息，对症处理。治疗中予以各种支持疗法，补充足够热量和营养物质如糖、蛋白质、膳食纤维和各种维生素等，以纠正本病引起的消耗。有典型症状出现者，应首先建议去医院诊治。

临床症状	对症用药
高代谢症候群	丙硫氧嘧啶、甲巯咪唑
心动过速	普萘洛尔

类别	功能	具体用药
主药	抗甲亢药	丙硫氧嘧啶片、甲巯咪唑片
辅药	减缓心率	普萘洛尔、美托洛尔
关联用药	营养支持	营养蛋白粉、牛乳钙、氨基酸、膳食纤维、复合维生素

六 专业关怀

1．甲亢患者因机体的代谢率高，对一些营养物质的需求相对增多，应多吃一些高热量、高蛋白、富含维生素的食物，补足水分。

2．注意休息，但也要注意适当锻炼，不要活动过量。

3．尽量控制进食含碘量高的食物，如海带、紫菜等海生植物。

4．忌烟忌酒，不要喝浓茶、咖啡等，忌辛辣食物，如辣椒、葱、姜、蒜等。

5．尽量控制自己的情绪，切忌情绪紧张，以免病情加重。

6．重要的是了解自己的病情及医生对自己疾病的治疗方案，积极配合，及时调整用药品种、剂量、用药时间，定期复查，有新的症状出现应及时与医生交流。

第三节 甲状腺功能减退症

甲状腺功能减退症（简称“甲减”），是由于甲状腺激素合成和分泌减少或组织利用不足导致的全身代谢减低综合征，其病理特征是黏多糖在组织和皮肤堆积，表现为黏液性水肿。临床甲减的患病率为1%左右，女性较男性多见，随年龄增加患病率上升。根据甲状腺功能减少的程度主要分为临床甲减和亚临床甲减。

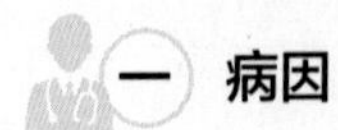

一 病因

成人甲减的主要病因是：

1．自身免疫损伤。

2．甲状腺破坏。

3．碘过量。

4．抗甲状腺药物的使用，如锂盐、硫脲类、咪唑类等。

二 临床表现

本病发病隐匿，病程较长，不少患者缺乏特异症状和体征。症状主要表现以代谢率减低和交感神经兴奋性下降为主，病情轻的早期患者可以没有特异性症状。典型症状有：畏寒，乏力，手足肿胀感，嗜睡，记忆力减退，少汗，关节疼痛，体重增加，便秘，女性月经紊乱，或者月经过多，不孕。

三 体格检查与实验室检查

1．甲状腺功能检查：血清TT_4、TT_3、FT_4、FT_3低于正常值。

2．血清促甲状腺素（TSH）值异常。

3．X线检查。

4．心电图检查。

5．血脂、肌酸磷酸激酶活性增高，葡萄糖耐量曲线低平。

四 诊断与鉴别诊断

1．诊断：根据病因、临床表现、甲状腺功能检查等即可做出诊断。

2．鉴别诊断：

（1）血清TSH增高，FT_4减低，考虑“原发性临床甲减”。而TSH增高，FT_4正常时考虑“原发性亚临床甲减”。进一步寻找甲减的病因。如果TPOAb阳性，可考虑甲减的病因为自身免疫甲状腺炎。

（2）血清TSH减低或者正常，TT_4、TF_4减低，考虑中枢性甲减。可通过TRH兴奋试验证实。进一步寻找垂体和下丘脑的病变。

五 治疗原则与用药

1．治疗的目标：将血清TSH和甲状腺激素水平恢复到正常范围内。左甲状腺素（$L-T_4$）是本病的主要替代治疗药物。通常需要终生服药。

2. 治疗的剂量：取决于患者的病情、年龄、体重和个体差异。

3. 调药原则：年轻患者、无心脏病史患者可尽快达到替代剂量；年龄>50岁的患者服用$L-T_4$药物，需缓慢加药，尤其是患缺血性心脏病者起始剂量宜小，调整剂量要慢，防止诱发和加重心脏病。

4. 服用方法：首选早餐前1 h，其次是睡前。

5. 定期复查。

类别	功能	具体用药
主药	对症治疗	左甲状腺素钠片（优甲乐）
关联用药	增强免疫力	蛋白粉、多维元素片、膳食纤维

六 专业关怀

1. 给予高蛋白、高维生素、低钠、低脂饮食，注意补充富含粗纤维的食物及足够的水分。

2. 应对患者加强心理护理，关心体贴患者，主动与其谈心，交流思想，以解除患者的顾虑，增加他们的生活情趣，树立战胜疾病的信心。

3. 保持大便通畅：对顽固性便秘者可给予缓泻剂，如果导片等。必要时给开塞露以通便。

4. 加强对患者的皮肤护理：每天用温水给患者擦洗1次，并涂润滑剂，防止皮肤干裂及感染。对黏液性水肿昏迷的患者应做到“四勤”：勤翻身、勤整理、勤按摩、勤擦洗，以有效防止褥疮的发生。

5. 应用甲状腺制剂治疗时，应按医嘱递增药量，严密观察药物疗效及其副作用。如患者出现心动过速、失眠、兴奋、多汗等症状时，应遵照医嘱减量或暂时停药。

第四节 糖尿病

糖尿病是由多种病因引起的，以慢性高血糖为特征的代谢紊乱。高血糖是由于胰岛素分泌或作用的缺陷，或者两者同时存在而引起。除碳水化合物代谢紊乱外，尚有脂肪和蛋白质代谢异常，久病可引起多系统损害，导致眼、肾、神经、心脏、血管的慢性进行性病变，引起功能缺陷及衰竭。病情严重或应激时可发生急性代谢紊乱，如酮症酸中毒、高渗性昏迷等。

一 病因

糖尿病病因复杂，至今没有完全搞明白。

1．遗传因素：1型或2型糖尿病均存在明显的遗传异质性。

2．环境因素：进食过多、体力活动减少导致的肥胖是2型糖尿病最主要的环境因素，使具有2型糖尿病遗传易感性的个体容易发病。1型糖尿病患者存在免疫系统异常，在某些病毒如柯萨奇病毒、风疹病毒、腮腺病毒等感染后导致自身免疫反应，破坏胰岛β细胞。

二 临床表现

1．许多患者无任何症状，仅在体检时发现高血糖。

2．血糖升高后，可引起多尿，继而口渴多饮。乏力、消瘦，生长发育受阻，常有容易饥饿，多食。此为糖尿病典型的“三多一少”表现，即多尿、多饮、多食、体重减轻。

3．部分患者以糖尿病的并发症如心力衰竭、视力障碍、反复皮肤和泌尿系统感染、肾病或外阴瘙痒等就诊，遇此类情况，应注意糖尿病的可能性。

4．1型糖尿病与2型糖尿病的鉴别见下表：

	1型糖尿病	2型糖尿病
发病年龄	多发生于青少年	多发生于40岁以上成年人和老年人，多数患者体形肥胖
临床表现	起病较急，病情较重 多有烦渴、多饮、多食、多尿、消瘦、疲乏等，症状明显或较严重。偶有酮症倾向，以至出现酮症酸中毒	起病缓慢，病情较轻 不少患者甚至无代谢紊乱症状，在非应激情况下不发生酮症。血中胰岛素水平往往正常、稍低或偏高，有胰岛素抵抗现象
治疗用药	可补充胰岛素，控制血糖水平。由于此型糖尿病多见于青少年，力争做到早发现、早诊断、早治疗	多用口服降血糖药物，较少用胰岛素，提倡综合治疗

5．糖尿病的并发症：

（1）皮肤感染　以疖痈多见。

（2）糖尿病急性并发症　如糖尿病性酮症酸中毒、糖尿病非酮症性高渗性昏迷、糖尿病乳酸性酸中毒。

（3）心血管病变　如冠心病、脑梗死、脑出血等。

（4）微血管病变　如糖尿病肾病、糖尿病眼病、糖尿病心肌病等。

（5）神经病变　可累及周围神经和中枢神经，影响运动、感觉及自主神经，表现出相应的症状。

（6）下肢坏疽　糖尿病足。

三　体格检查与实验室检查

1．疾病早期常无阳性体征。

2．出现并发症，则出现相应的体征，如合并肾病可表现有不同程度的贫血，下肢及全身浮肿；患白内障或眼底出血则视力下降，甚至失明；神经病变则出现腱反射异常、肌张力减弱等。

3．尿糖测定+～++++。血糖测定：随意血糖≥11.1 mmol/L，常伴有糖尿病症状；空腹血糖≥7.0 mmol/L。糖耐量试验（OGTT）、酮体测定、眼底检查等。

四 诊断与鉴别诊断

1．诊断：糖尿病在诊断上缺乏疾病的特异标志，在出现代谢紊乱前不易发现，目前仍以血糖异常升高作为诊断依据。

任意时间血糖水平≥11.1 mmol/L，或空腹血糖水平≥7.0 mmol/L，或糖耐量试验（OGTT）中2 h血糖水平≥11.1 mmol/L，就可诊断为糖尿病。

2．鉴别诊断：继发性糖尿病　有原发病如肢端肥大症、库欣综合征等，因对抗胰岛素而引起血糖升高，多有原发病的相关临床症状，结合相应检查可有助鉴别。

五 治疗原则与用药

糖尿病的治疗不是单一的治疗，而是综合治疗。需采用饮食、运动、药物、心理治疗及血糖的自我监测。

同时，糖尿病治疗药物的作用机制各异，优势不同。在药物使用上宜根据糖尿病的分型、体重、血糖控制情况、并发症、药物敏感或抗药性、个体差异等因素综合考虑。

1．1型糖尿病，予胰岛素治疗。

2．有以下情况者亦需予以胰岛素治疗：

（1）应用口服降糖药无效。

（2）糖尿病并发酮症酸中毒，非酮症高渗性昏迷。

（3）糖尿病手术期，妊娠及分娩期。

（4）并发急性感染或结核病。

（5）并发肝、肾功能不全。

3．口服降糖药：常用于2型糖尿病，单独用药疗效不好，一般联合用药，如磺酰脲类与二甲双胍联用、非磺脲类胰岛素促泌剂与双胍类联用、胰岛素与口服降糖药联用等，具体用药方案需建议患者去医院就诊并遵医嘱。

类别	具体用药	适应证
双胍类	二甲双胍	2型糖尿病，尤其是肥胖者；1型糖尿病在血糖波动比较大时，也可应用
磺酰脲类	格列本脲	饮食治疗和体育锻炼不能很好控制血糖的2型糖尿病患者
非磺脲类	瑞格列奈	饮食治疗和体育锻炼不能很好控制血溏的2型糖尿病患者
α葡萄糖苷酶抑制剂	阿卡波糖	餐后血糖明显升高的患者
噻唑烷二酮类	罗格列酮	其他降糖药疗效不佳的2型糖尿病，特别是有胰岛素抵抗的患者
血管扩张药	贝前列素钠（凯那®贝前列素钠片）	糖尿病间歇性跛行患者

注意：初次遇见“三多一少”典型症状者，或已确诊糖尿病并怀疑出现并发症或症状加重者，均建议去医院就诊。门店遇到此类患者应做到按规定售药。

门店只对症状较轻、病情稳定的患者，在临床用药的基础上给予营养支持，如服用维生素D（悦而®维生素D滴剂）、深海鱼油、卵磷脂、苦瓜粉、蜂胶、南瓜籽油、螺旋藻、特膳、膳食纤维素等。

*维生素D（悦而®维生素D滴剂）通过抑制炎症反应、抑制自身免疫反应、促进胰岛素合成及分泌、增加胰岛素敏感性及维生素D相关基因多态性等多种作用机制对糖尿病的发病及血糖的控制发挥着重要作用。

六 专业关怀

1. 控制食欲，糖尿病饮食。
2. 适当锻炼，增强体质。

3．坚持用药，监测血糖。

4．服用二甲双胍、格列本脲时应尽量避免饮酒。

第五节 肥胖症（成人）

肥胖是指体内脂肪堆积过多或（和）分布异常导致体重明显增加，是能量摄入大于消耗导致慢性能量失衡的结果。无明显病因可寻者称单纯性肥胖症，具有明确病因者称为继发性肥胖症。

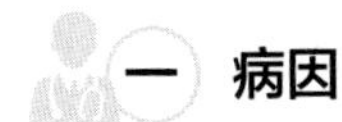

一 病因

肥胖病因目前尚不完全清楚，可能与下列因素有关：生活方式与饮食习惯、遗传因素、精神神经因素、内分泌因素等。

二 临床表现

肥胖症多见于女性。

1．体重是缓慢增长还是迅速增长，这是原发性肥胖区别于继发性肥胖的主要特点。

2．单纯性肥胖一般无自觉症状，但多有不耐热、活动能力差，稍事体力活动即有气促等；继发性肥胖表现为体重迅速增加，并伴有原发病的不同临床表现，如甲状腺功能减退、下丘脑功能障碍等。

3．诱因：有不良饮食（进食过多）和生活习惯（运动不足），通常有直系亲属肥胖、精神情绪异常现象等。

三 体格检查与实验室检查

1．体格检查：身材外形显得矮胖、浑圆，脸部上窄下宽，双下颏、颈粗短，胸圆、肋间隙不显，双乳因皮下脂肪厚而增大。站立时腹部向前凸出高于胸部平面，脐孔深凹。短时间明显肥胖者在下腹部两侧、双大腿和上臂内侧上部和臀部外侧可见紫纹或白纹等。

2．实验室检查：血脂、血糖、性激素的测定，会有不同程度的异常。腹部B超、CT检查及其他血液生化检测等可了解患者有无肥胖的并发症出现。

四 诊断与鉴别诊断

1．诊断：体重指数（BMI）即为常用的诊断标准，再根据辅助检查等结果排除继发性肥胖的病因，即可诊断为原发性肥胖。

2．鉴别诊断：

（1）库欣综合征　是因各种原因引起的肾上腺皮质激素持续升高，导致向心性肥胖、满月脸、水牛背、性功能减退、骨质疏松、肌肉无力等一系列症状，有相关病史或激素使用史。

（2）甲状腺功能减退症　除体重增加外，伴有嗜睡、反应迟钝、颜面虚肿、性欲下降、月经紊乱等精神生理异常，以及血清TSH值的明显异常。

（3）下丘脑性肥胖（肥胖性生殖无能综合征）　因下丘脑等部位病变所致，表现为脑部病变、肥胖、外生殖器发育不良及性功能减退等三大特征。

五 治疗原则与用药

治疗的两个主要环节是减少热量摄取及增加热量消耗。强调以行为、饮食、运动为主的综合治疗，必要时辅以药物或手术治疗。继发性肥胖症应针对病因进行治疗。各种并发症及伴随病应给予相应的处理。

临床症状	对症用药
食欲亢进，易饥饿	食欲抑制剂：芬特明等
饮食正常，消耗过少	脂肪酶抑制剂：奥利司他 保健类：减肥茶等

类别	功能	对症用药
主药	降血脂	奥利司他胶囊、排毒清脂胶囊
辅药	促进排便	减肥胶囊、苹果酸、减肥茶、肠清茶
关联用药	膳食营养补充，增强消化	维生素E 、维生素C 、维生素B、芦荟胶囊、膳食纤维、螺旋藻、玫瑰果干酵母

注意：在减肥过程中，容易导致体内维生素及矿物质的大量丢失，应适当给予补充。

六 专业关怀

1．标准体重（kg）：男性＝身高（cm）－105，女性＝身高（cm）－110，超过标准体重20%以上即为肥胖。

体重指数（BMI）=体重（kg）/身高（m）的平方]。例如：体重70 kg，身高1.7 m，BMI=70÷（1.7×1.7）=24.22。

中国成人BMI的判定标准　正常：18.5～23.9，超重：24～27.9，肥胖：≥28。

2．长期肥胖会导致许多不良后果，严重影响工作和生活，须引起足够的重视。

3．改变不良生活习惯是减肥的关键。建立节食意识，坚持低热量饮食，保证营养平衡；长期坚持适当运动。

4．服用奥利司他建议每日不超过3次。同时应注意结合运动和控制饮食，才能达到良好效果。

第六节 痛风与高尿酸血症

痛风是由于嘌呤代谢紊乱所致的一组慢性疾病，临床特点除高尿酸血症外，还表现为急性痛风性关节炎、痛风石、慢性关节炎和关节畸形，累及肾脏引起慢性间质性肾炎和尿酸性尿路结石。患者一般为40岁以上男性，男女之比为20：1，以从事脑力劳动及体型肥胖者发病居多。

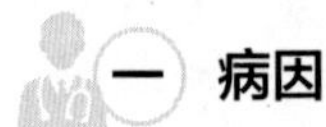

一 病因

1．痛风和高尿酸血症分为原发性和继发性两大类。

2．原发性是由先天性嘌呤代谢障碍引起，常伴有高脂血症、糖尿病、高血压等。

3．继发性大多因尿酸排泄减少所致，如各种肾病、肾功能不全，血液病、肿瘤化疗或放疗后、服用药物（如氢氯噻嗪、呋塞米、阿司匹林等），以及酗酒、剧烈运动、手术、外伤等消耗大量ATP产生高尿酸血症；慢性铅中毒也可导致高尿酸血症。

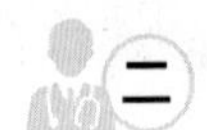

二 临床表现

临床多见于40岁以上的男性，女性多在更年期后发病。

1．常有诱发因素：酗酒、过饱、进食动物内脏或海鲜、疲劳、寒冷、走路过多、局部创伤等。

2．发病部位：尤以足部第一跖趾关节为重，其次累及指（趾）关节和腕、踝、膝、肘关节。初期多为单个关节发炎，继而累及多个关节，但肩、髋、脊椎等关节则较少发病。

3．急性期：多在夜间或清晨突发关节剧痛，并伴有红肿、发热、头痛等症状。

4．慢性期：有关节肿大、肥厚、畸形、僵硬；出现大痛风石时，关节常溃烂，由伤口排出白色粉状或糊状物；耳垂、耳轮、手指、肘部等处也常有痛风石。

5．由于肾损伤可出现夜尿增多、轻度血尿、少尿，或尿中可见大量尿酸晶体。

三 体格检查与实验室检查

关节红、肿、热、痛体征，痛风结节，血尿酸测定、尿尿酸测定、关节X线摄片等。

四 诊断与鉴别诊断

1．诊断：中年以上男性，突然发生趾、跖、踝、膝等处单关节红肿热痛，伴血尿酸盐增高，即应考虑痛风可能，关节液检查找到尿酸盐结晶即可确立诊断。

2．鉴别诊断：

（1）类风湿性关节炎　多见于中青年女性，为对称性小关节疼痛，手指关节梭形或“天鹅颈”样改变，抗“O”升高，血沉加快，类风湿因子多数阳性。

（2）化脓性关节炎与创伤性关节炎　常有高热，关节压痛明显，伴有关节腔积液或积脓，关节红、肿、热、痛，有外伤史或皮肤感染史。

（3）假性痛风　为关节软骨钙化所致，大多见于老年人，以膝关节最常累及，急性发作时症状似痛风，但血尿酸盐不高，X线片示软骨钙化。

五 治疗原则与用药

不论原发性或继发性，除少数由于药物引起者应停药外，大多缺乏病因治疗，尚无根治方法，控制高尿酸血症可使病情延缓。

一般治疗应注意防止肥胖，严格戒酒。避免进食高嘌呤食物（如动物内脏、脑、沙丁鱼、鱼卵等）。碱化尿液（口服碳酸氢钠），慎用抑制尿酸排泄的药物（如利尿剂、小剂量阿司匹林等）。

临床症状	对症用药
典型的红、肿、热、痛反复发作	精氨酸布洛芬颗粒（司百得®精氨酸布洛芬颗粒）、秋水仙碱、塞来昔布胶囊、吲哚美辛、布洛芬、双氯芬酸
血尿酸高者	别嘌呤醇（抑制合成）
尿液中尿酸高者	丙磺舒（促进排泄）

注意：①伴有高血压、高脂血症可参考相关章节，适当补充维生素及纤维素。②痛风急性发作或重症者，均建议去医院就诊。

六 专业关怀

1．限制高嘌呤食物，如心、肝、肾、脑、鱼虾类、海蟹等海味，肉类、豆制品、酵母等。

2．多饮白开水（每天2 000 mL以上）可以稀释尿酸，加速排泄，使尿酸水平下降。

3．少喝肉汤、鱼汤、鸡汤、火锅汤。

4．多吃蔬菜，以高碳水化合物、低脂肪饮食为主。多吃菜有利于减少嘌呤摄入量。增加维生素，增加纤维素，低油脂饮食有利于控制热量摄入。

5．限制体重，减肥降脂。

6．限酒，特别是啤酒和白酒。

7．防止剧烈运动或突然受凉。

8．规律饮食、作息和运动。

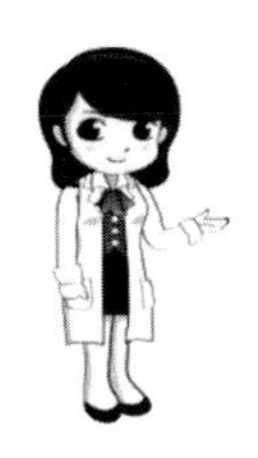

第七章 风湿性疾病

第一节 类风湿性关节炎

类风湿性关节炎是以累及周围关节为主的多系统性炎症性的自身免疫性疾病，其特征性的症状为对称性、周围性多个关节慢性炎性病变，临床表现为受累关节疼痛、晨僵、肿胀、功能下降，病变呈持续、反复发作过程。70%～80%的患者活动期血清中出现类风湿因子（RF）阳性。多发于40～60岁，女性多见。

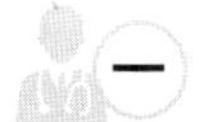

一 病因

病因尚未完全明确。一般认为类风湿性关节炎是一个与环境、病毒、遗传、神经精神状态等因素密切相关的疾病。

二 临床表现

临床分为：关节表现（晨僵、关节肿痛、关节畸形）和关节外表现（类风湿结节及各脏器病变）。

1．晨僵：起床后晨僵，早晨明显，午后减轻；症状的加重与潮湿、寒冷等气候有关。

2．关节肿痛：对称性，以小关节为主。最常出现的部位为掌指关节、腕关节、近端指关节，并伴有红、肿、热、痛、活动障碍等症状。

3．关节畸形：手指关节的半脱位，出现尺侧畸形、屈曲畸形、天鹅颈样等畸形。

4．有胸闷、胸痛、心慌；上腹不适、隐痛、恶心呕吐等关节外症状；既往的诊疗及用药情况。

三　体格检查与实验室检查

1．病变关节压痛、肿胀，甚至畸形；部分患者肌肉萎缩，肌力下降，并可扪及结节。

2．病程晚期，RF持续阳性，易合并肺间质及心脏病变体征。

3．血沉异常，RF阳性。X线摄片、类风湿结节活检支持诊断。

四　诊断与鉴别诊断

1．诊断：目前仍采用1987年美国风湿学会制定的诊断标准。

（1）晨僵持续至少1 h（每天），病程至少6周。

（2）有3个或3个以上的关节肿，至少6周。

（3）腕、掌指、近指关节肿至少6周。

（4）对称性关节肿至少6周。

（5）有皮下结节。

（6）手X线片改变（至少有骨质疏松和关节间隙的狭窄）。

（7）RF阳性。

有上述7项中的4项即可诊断类风湿性关节炎。

2．鉴别诊断：

（1）增生性骨关节炎　发病多在40岁以上，无全身疾病，关节局部无红肿；受损关节以负重的膝、脊柱等常见，无游走现象。肌肉萎缩和关节畸形边缘呈唇样增生或骨疣形成，血沉正常，RF阴性。

（2）风湿性关节炎　发病可见于任何年龄，起病一般急骤，有咽痛、发热和白细胞增高；以四肢大关节受累多见，为游走性关节肿痛，很少出现关节畸形；常并发心肌炎；血清抗链球菌溶血素“O”阳性，而RF阴性；水杨酸制剂疗效常迅速而显著。

（3）系统性红斑狼疮　多发生于青年女性，也可发生近端指间关节和掌指关节滑膜炎，但关节症状不重，一般无软骨和骨质破坏。全身症状明显，有多脏器损害。典型者面部出现蝶形或盘状红斑。狼疮细胞、抗ds-DNA抗体、Sm抗体、狼疮带试验阳性均有助于诊断。

五　治疗原则与用药

尚无满意的根治办法，一般用综合治疗。临床内科多采用联合用药，方案个体化，功能锻炼及激素的使用相结合。具体用药措施，建议患者去医院就诊。在门店，做到凭处方售药。

临床症状	对症用药
关节红、肿、热、痛	非甾体抗炎药［精氨酸布洛芬颗粒（司百得®精氨酸布洛芬颗粒）、美洛昔康、双氯芬酸钠、塞来昔布、布洛芬］糖皮质激素（如泼尼松）
关节疼痛，晨起关节僵硬，关节活动度降低	中华跌打丸、中华跌打酒
伴有骨质疏松者	维生素D（悦而®维生素D滴剂）、液体钙、高钙片、牛乳钙、碳酸钙D_3片，仙灵骨葆、氨基葡萄糖（保护骨关节）

类别	功能	具体用药
主药	减轻症状，缓减疼痛	精氨酸布洛芬颗粒（司百得®精氨酸布洛芬颗粒）、美洛昔康、双氯芬酸钠、塞来昔布胶囊，糖皮质激素
	消肿止痛，祛风除湿	中华跌打丸、中华跌打酒
辅药	改善骨质疏松	维生素D（悦而®维生素D滴剂）、高钙片、液体钙、牛乳钙、仙灵骨葆
	中药祛风活血止痛	风湿关节炎片、复方风湿宁片、舒筋健腰丸
关联用药	营养支持	蛋白粉、蚝壳粉复合片

六 专业关怀

1．加强锻炼，增强身体素质。

2．避免受风、受潮、受寒。

3．注意劳逸结合。

4．保持精神愉快。

5．预防和控制感染。

6．在急性关节炎发作时可给予短效激素，如泼尼松不超过 10 mg/d，也可以关节腔内注射激素，但是1年内不可以超过 3 次。

7．重症感冒期间不宜服用仙灵骨葆。

第二节 骨性关节炎

骨性关节炎是一种退行性慢性关节病变，又称退行性骨关节炎、骨关节病、老年性关节炎、肥大性关节炎等，以关节软骨退行性病变和继发性骨质增生为特征，多累及负重关节和手的小关节，临床表现为缓慢发展的关节疼痛、僵硬、肿大、畸形及功能障碍，常伴有继发性滑膜炎。发病率随年龄增大而逐渐增加，女性发病多于男性。

一 病因

骨关节炎发生的危险因素包括肥胖、年龄、遗传、职业、性激素、种族、骨密度、饮食、气候、创伤及反复应力负荷等，且有年轻化趋势。

二 临床表现

1．一般起病隐匿，进展缓慢。主要表现为关节及其周围疼痛、僵硬以及病情进展后出现的关节骨性肥大和功能障碍。

2．受累关节疼痛、酸胀，疼痛活动后加重，休息后缓解，久不活动有僵硬感。病情加重时，疼痛加重，甚至休息时也疼，夜间可痛醒。关节活动受限。

3．可在晨起时发生晨僵，但时间不超过1 h。

4．还可出现行走时失去平衡，下蹲、下楼无力，不能持重等。

5．由于关节软骨损害、退化，导致关节活动时出现响声或骨摩擦音，多见于膝关节、颈椎关节。

三 体格检查与实验室检查

1．关节肿胀、压痛，活动时有摩擦感或“咔嗒声”，出现Heberden结节（远端指关节）、方形手。

2．X线、CT结果支持诊断。

四 诊断与鉴别诊断

1．诊断：有上述症状和体征，X线或MRI、CT等影像学特征性改变，病史1个月以上，可明确诊断。

2．鉴别诊断：

（1）类风湿性关节炎　40～60岁的女性多发，以多关节、对称性为主，晨僵持续时间长，常大于1 h，晚期畸形，类风湿因子阳性。

（2）强直性脊柱炎　16～25岁青年男性多发，双侧骶髂关节、腰背部反复疼痛，有明显的僵硬感，大部分患者HLA-B27阳性，晚期见典型的放射性改变。

五 治疗原则与用药

骨性关节炎是关节生理性退化的表现，至今尚无逆转或中止本病进展的药物。临床采用综合治疗，包括保护性措施、适当锻炼，进行肌力、耐力和关节活动度锻炼，增加关节稳定性。

临床症状	对症用药
关节疼痛而无明显炎症者	盐酸氨基葡萄糖（奥泰灵®盐酸氨基葡萄糖胶囊）、对乙酰氨基酚
关节疼痛有明显炎症者	氟比洛芬（泽普思®得百安®氟比洛芬凝胶贴膏）、奇正®消痛贴膏、美洛昔康、吲哚美辛、双氯芬酸钠、塞来昔布胶囊
关节疼痛伴有活动受限、活动时出现响声、晨起僵硬	中华跌打丸、中华跌打酒
骨性关节炎伴有骨质疏松者	维生素D（悦而®维生素D滴剂）、盐酸氨基葡萄糖（奥泰灵®盐酸氨基葡萄糖胶囊）、补钙剂、硫酸软骨素A、仙灵骨葆
早-中期骨关节炎：关节软骨轻-中度磨损/疼痛	局部非甾体抗炎药（乳胶剂、膏剂、贴剂、擦剂、辣椒碱等）+改善病情类药物及软骨保护剂（奥泰灵®盐酸氨基葡萄糖胶囊等）
重度关节疼痛：关节软骨大部分磨损/重度关节疼痛	（1）局部+口服对乙酰氨基酚、非甾体抗炎药（美洛昔康、吲哚美辛、双氯芬酸钠、塞来昔布胶囊） （2）口服效果不显著者，可联合关节腔注射透明质酸、糖皮质激素 （3）NSAID治疗无效或不耐受者，可使用曲马朵、阿片类，或对乙酰氨基酚与阿片类的复方制剂

类别	功能	具体用药
主药	止痛，缓减症状	氟比洛芬（泽普思®得百安®氟化洛芬凝胶贴膏）、奇正®消痛贴膏、盐酸氨基葡萄糖（奥泰灵®盐酸氨基葡萄糖胶囊）、对乙酰氨基酚、美洛昔康、吲哚美辛、双氯芬酸钠、塞来昔布胶囊
	消肿止痛，活血化瘀	中华跌打丸、中华跌打酒
辅药	通筋活络，活血止痛	骨筋丸、抗骨增生片、壮骨关节丸、舒筋健腰丸
关联用药	营养支持	维生素 D（悦而®维生素D滴剂）、盐酸氨基葡萄糖（奥泰灵®盐酸氨基葡萄糖胶囊）、蚝贝钙、仙灵骨葆、液体钙

注意：在治疗骨性关节炎的各个阶段，均可使用盐酸氨基葡萄糖，如澳美奥泰灵，能够有效地缓解和消除骨关节炎的疼痛、肿胀等症状，改善关节活动功能。

六　专业关怀

1．应尽量减少关节的负重和大幅度活动，以延缓病变的进程。下肢关节有病变时，可用拐杖或手杖。病变的关节应用护套保护。

2．肥胖的人，应减轻体重，减少关节的负荷。

3．发作期应遵医嘱服用消炎镇痛药，尽量饭后服用；关节局部可用热敷。

4．注意天气变化，避免潮湿受冷。

5．重症感冒期间不宜服用仙灵骨葆。

6．糖尿病患者禁服蚝贝钙。

7．绝不要同时服用两种或两种以上的非甾体类抗炎药物。

妇科

常见疾病

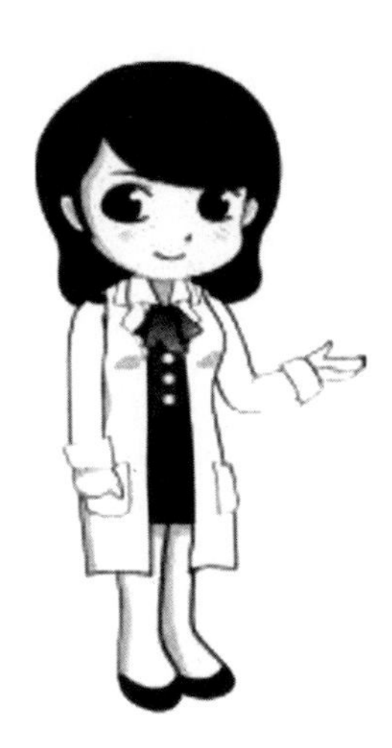

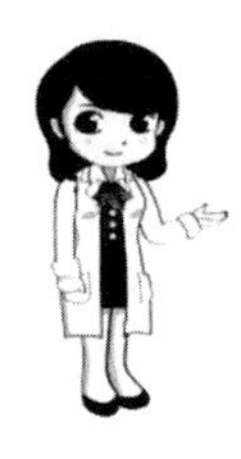

第八章

外阴及阴道炎症

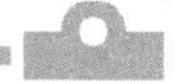

第一节 外阴瘙痒

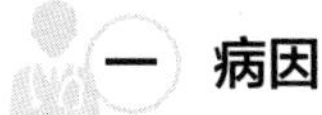

外阴瘙痒是各种不同外阴病变所引起的一种症状，但也可发生于外阴完全正常者，一般多见于中年妇女，当瘙痒加重时，患者多坐卧不安，以致影响生活和工作。

一 病因

1．局部原因：感染霉菌性阴道炎和滴虫性阴道炎是引起外阴瘙痒最常见的原因；阴虱病、疥疮也可导致发痒；蛲虫病引起的幼女肛门周围及外阴瘙痒一般仅在夜间发作；另外还有慢性营养不良、药物过敏或化学品刺激、不良卫生习惯等。

2．全身原因：糖尿病、黄疸、维生素A和维生素B缺乏、贫血、妊娠或经前期等各种因素均可导致外阴瘙痒；另外还有不明原因的外阴瘙痒，可能与精神或心理因素有关。

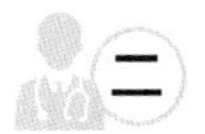

二 临床表现

1．瘙痒部位：多位于阴蒂、小阴唇、大阴唇、会阴甚至肛周等皮损区。

2．瘙痒常在夜间发作，瘙痒程度因不同原因或不同个体有明显差异。

3．若为霉菌性阴道炎、滴虫性阴道炎，则以外阴瘙痒、白带增多为主要症状。

4．若为外阴鳞状上皮增生，则以外阴奇痒伴外阴色素脱落为主要特征。

5．若为蛲虫病引起的外阴瘙痒，则外阴瘙痒以夜间为甚。

三 体格检查与实验室检查

妇科常规检查，阴道分泌物培养、药敏试验或局部病理学检查。

四 诊断与鉴别诊断

1．诊断：诊断时详细询问病史及治疗经过，仔细进行全身检查和局部检查，必要时做阴道分泌物的培养、药敏试验或局部的病理学检查。

（1）阴虱病或疥疮所致的可以找到虫体或卵，或有典型症状。

（2）无原因的外阴瘙痒一般仅发生在生育年龄或绝经后妇女，虽然瘙痒严重，甚至难以忍受，但局部皮肤和黏膜外观正常，或仅有因搔抓过度而出现的抓痕。

2．鉴别诊断：

（1）念珠菌性阴道炎　以外阴瘙痒为主，但伴有豆渣样白带增多，分泌物真菌培养阳性。

（2）滴虫性阴道炎　有外阴瘙痒、灼热、性交痛等，有较多稀薄泡沫样或脓性白带，阴道分泌物检查毛滴虫阳性。

五 治疗原则与用药

1．病因治疗：消除引起瘙痒的局部或全身性因素如滴虫、霉菌感染或糖尿病（具体用药见第一篇第六章第四节糖尿病）等。久治不愈或症状严重者建议去医院诊治。

2．对症治疗：

临床症状	对症用药
瘙痒	依沙吖啶溶液、氧化锌软膏、丁酸氢化可的松软膏等
破损，感染	1：5 000高锰酸钾溶液坐浴
瘙痒难忍，烦躁，失眠	建议到医院治疗

类别	功能	具体用药
主药	对症处理	氧化锌软膏、丁酸氢化可的松软膏、丙酸倍氯米松软膏、高锰酸钾（稀释坐浴）、复方苦参洗剂、聚维酮碘溶液
关联用药	增强体质	维生素C、β胡萝卜素、大蒜素、蜂胶

六 专业关怀

1．保持外阴清洁干燥，注意经期卫生，忌滥用药物，忌搔抓及摩擦，清淡饮食，忌酒及辛辣食物，不吃海鲜等易引起过敏的食物，穿宽松、透气、棉质内裤。

2．局部坐浴时注意溶液浓度、温度及时间，不用刺激性的香皂、药物来清洗外阴。

3．外阴瘙痒者应勤剪指甲、勤洗手，不要搔抓皮肤，以防破溃感染从而继发细菌性感染。

4．加强营养，锻炼身体，提高机体的免疫力。

5．糖皮质激素类药膏不宜大面积、长期使用。

第二节 非特异性外阴炎

非特异性外阴炎是由物理、化学因素而非病原体所致的外阴皮肤或黏膜的炎症。临床表现为外阴瘙痒、疼痛、烧灼感等。

一 病因

1．经常受到经血、阴道分泌物、尿液、粪便刺激，若不注意皮肤清洁容易引起外阴炎。

2. 糖尿病患者糖尿刺激、粪瘘患者粪便刺激以及尿瘘患者尿液长期浸渍等。

3. 非特异性外阴炎常见的原因有怀孕、抗生素使用不合理、肥胖、穿紧身化纤内衣、过度劳累、紧张以及疾病等。

二 临床表现

外阴皮肤瘙痒、烧灼感和疼痛，在活动、性交、排尿及排便后加重。

三 体格检查与实验室检查

1. 局部红肿、充血，有时形成糜烂和溃疡，慢性炎症可使皮肤增厚、粗糙、皲裂甚至苔藓样变。

2. 妇科常规检查，阴道分泌物实验室检查。

四 诊断与鉴别诊断

1. 诊断：根据常见症状、急性期体检及实验室检查阳性可以诊断。

2. 鉴别诊断：

（1）念珠菌性阴道炎　以外阴瘙痒为主，伴有豆渣样白带增多，分泌物真菌培养阳性。

（2）滴虫性阴道炎　有外阴瘙痒、灼热、性交痛等，有较多稀薄泡沫样或脓性白带，阴道分泌物检查毛滴虫阳性。

（3）细菌性阴道炎　主要表现为阴道分泌物增多，有恶臭味，外阴瘙痒或烧灼感较轻。

五 治疗原则与用药

祛除病因，治疗原发病，保持外阴清洁干燥，避免搔抓和局部摩擦刺激，夫妻同治。

临床症状	对症用药
瘙痒，烧灼感，疼痛	1∶5 000高锰酸钾溶液、苦参洗剂、洁尔阴洗液等坐浴

类别	功能	具体用药
主药	对症处理	高锰酸钾溶液、苦参洗剂、黄苦洗液（稀释坐浴）
辅药	清热消炎，抗感染	清热解毒类中成药
关联用药	增强体质，提高抵抗力	维生素C、β胡萝卜素、大蒜素、蜂胶

六 专业关怀

1．保持外阴清洁干燥，尤其在经期、孕期、产褥期，每天清洗外阴，穿棉织内裤。

2．局部坐浴时注意溶液浓度、温度及时间，不用刺激性的香皂、药物及太凉或太热的水来清洗外阴。

3．外阴瘙痒者应勤剪指甲、勤洗手，不要搔抓皮肤，以防破溃感染从而继发细菌性感染。

4．加强营养，锻炼身体，提高机体的免疫力。

第三节 阴道炎

阴道炎（vaginitis）即阴道炎症，是导致外阴阴道症状如瘙痒、灼痛、刺激和异常流液的一组病症。

正常情况下有需氧菌及厌氧菌寄居在阴道内，形成正常的阴道菌群。任何原因将阴道与菌群之间的生态平衡打破，也可形成条件致病菌。临床上常见有：细菌性阴道炎（占有症状女性的22%～50%）、念珠菌性阴道炎（17%～39%）、滴虫性阴道炎（4%～35%）、老年性阴道炎、幼女性阴道炎。下面主要讲解常见的细菌性阴道炎、念珠菌性阴道炎、滴虫性阴道炎与老年性阴道炎。

细菌性阴道炎为阴道内正常菌群失调所致的一种混合感染，但临床及病例特征无炎症改变。临床特点为鱼腥臭味、稀薄阴道分泌物。

念珠菌性阴道炎是由假丝酵母菌引起的常见外阴阴道炎症。80%～90% 病原体为白假丝酵母菌（又称白色念珠菌），10%～20% 为光滑假丝酵母菌。

滴虫性阴道炎是由阴道毛滴虫引起的常见阴道炎。临床上以白带增多、质稀有泡沫、秽臭，阴道瘙痒为主要表现。可并发滴虫性尿道炎、膀胱炎、肾盂肾炎，也可引起不孕症，影响生活质量。

老年性阴道炎又名萎缩性阴道炎，是一种非特异性阴道炎。常见于自然绝经及卵巢摘除后妇女，也可见于产后闭经或药物假绝经治疗的妇女。因卵巢功能衰退，雌激素水平降低，阴道壁萎缩，黏膜变薄，上皮细胞内糖原减少，阴道pH升高，多为5.0～7.0，嗜酸性的乳酸杆菌不再为优势菌，局部抵抗力降低，其他致病菌过度繁殖或容易入侵引起炎症。

一 病因

1．细菌性阴道炎：目前尚未明确。一般情况下，乳酸杆菌是阴道中最主要的菌群，也有少量的其他厌氧菌和需氧菌。这类细菌平时在阴道里不会产生危害，但是如果遇到抗生素的滥用、用碱性液体过度冲洗阴道、性生活混乱、人体内分泌或免疫功能紊乱等因素时，阴道的内环境就会发生改变，导致乳酸杆菌数量减少，其他细菌大量繁殖，阴道微生物生态平衡失调。

2．念珠菌性阴道炎：

（1）主要病因为性接触传播，接触被污染的衣物用具，使用消毒不合格的卫生巾或卫生纸等。

（2）念珠菌是一种条件致病菌，寄生菌，经常在阴道中存在而无症状。当阴道糖原增加、酸度升高，或在机体抵抗力降低的情况下，念珠菌便可成为致病的原因。

（3）长期应用广谱抗生素和肾上腺皮质激素、绝经后大量使用雌激素治疗等，可使霉菌感染大为增加；怀孕、维生素缺乏（复合维生素B）、严重的传染性疾病和糖尿病等其他消耗性疾病也可成为白色念珠菌繁殖的有利条件。

3．滴虫性阴道炎：

（1）直接传染　如经性交传播。

（2）间接传染　如经浴盆、浴巾、游泳池、坐式便器、衣物、器械及敷料等途径。

（3）滴虫通过各种途径进入人体，在月经前后、妊娠期或产后等阴道pH改变时，通过破坏机体防御机制，引起炎症发作。

4．老年性阴道炎：本病多发生在绝经期后的妇女，但双侧卵巢切除后、卵巢功能早衰、盆腔放疗后、长期闭经或哺乳期妇女也可出现，因以上原因引起的卵巢功能衰退，体内雌激素水平降低，阴道黏膜抵抗力降低，致使致病菌容易侵袭、生长、繁殖而引起阴道炎。

二　临床表现

1．细菌性阴道炎：10%～40%的患者无临床症状，有症状者表现为阴道异常分泌物明显增多，呈稀薄均质状，为灰白色、灰黄色或乳黄色，带有特殊的鱼腥臭味，性交后加重，可伴有轻度外阴瘙痒或烧灼感。

2．念珠菌性阴道炎：主要表现为外阴及阴道灼热瘙痒、灼痛、性交疼痛以及尿痛，部分患者阴道分泌物增多。分泌物质地黏稠、色白或黄，类似凝乳或豆腐渣样。

3．滴虫性阴道炎：

（1）询问传染途径，有无直接、间接接触史。

（2）询问临床表现，是否有白带增多，白带增多变黄绿色、稀薄脓性，呈泡沫状，有无异臭味。

（3）询问有无阴道及外阴瘙痒，有无灼热、疼痛、尿频、排尿痛、性交痛等症状。

4．老年性阴道炎：主要症状为外阴灼热不适、瘙痒及阴道分泌物增多。分泌物清稀，呈淡黄色，严重感染者甚至为血样脓性白带。由于阴道黏膜萎缩，可伴有性交痛。

三 体格检查与实验室检查

1．细菌性阴道炎：

（1）妇科常规检查。

（2）实验室检查对本病的诊断是十分必要的，单有白带增多而没有实验室检查不能诊断本病。分泌物涂片检查可发现大量的脓球，并可找到致病菌，但不会有毛滴虫和霉菌。

2．念珠菌性阴道炎：

（1）妇科常规检查。

（2）阴道分泌物培养镜检可找到芽孢和假菌丝，真菌培养阳性。

3．滴虫性阴道炎：

（1）妇科常规检查。

（2）阴道分泌物培养或镜检可找到毛滴虫。

4．老年性阴道炎：

（1）妇科常规检查：阴道上皮呈萎缩性改变，皱襞消失，上皮变平、滑、薄、发红，阴道黏膜充血，有小出血点，有时可见浅表溃疡，严重时甚至引起阴道狭窄或闭锁。

（2）需做阴道分泌物检查寻找毛滴虫及念珠菌。血性白带尤需与子宫恶性肿瘤鉴别，需常规做宫颈刮片；阴道壁肉芽组织及溃疡需与阴道癌相鉴别，必要时做分段刮宫术或局部活检。

四 诊断与鉴别诊断

1．诊断：

（1）细菌性阴道炎　下列4条中有3条阳性，即可诊断。

1）阴道分泌物的量、色、气味异常及明显的外阴不适感。

2）阴道分泌物的pH增高，pH范围5.0～5.5，而正常人为3.8～4.5。

3）阴道分泌物的湿涂片中可检出线索细胞。

4）胺臭味试验阳性。

（2）念珠菌性阴道炎　根据特征性临床表现一般都可明确诊断。阴道分泌物检查结果可确诊。

（3）滴虫性阴道炎　根据特征性临床表现一般都可明确诊断，阴道分泌物检查找到毛滴虫即可确诊。

（4）老年性阴道炎　根据绝经、卵巢手术史等病史，结合临床症状和局部检查，一般均能明确诊断。

2．鉴别诊断：细菌性阴道炎、念珠菌性阴道炎、滴虫性阴道炎等，均有各自的特异性表现（见下表）。阴道癌、子宫恶性肿瘤等，根据宫颈刮片或组织活检等也可明确鉴别。

项目	细菌性阴道炎	念珠菌性阴道炎	滴虫性阴道炎
症状	分泌物增多，无瘙痒或轻度瘙痒	重度瘙痒，烧灼感	分泌物增多，轻度瘙痒
分泌物	灰白色、均质、腥臭味	白色、豆腐渣	稀薄、脓性、泡沫状
阴道黏膜	正常	水肿、红斑	散在出血点
阴道pH	＞4.5	4.0～4.7	5.0～6.5
胺试验	阳性	阴性	阴性
显微镜	线索细胞，极少白细胞	芽孢及假丝菌，少量白细胞	阴道毛滴虫，大量白细胞

五 治疗原则与用药

1．细菌性阴道炎：对症治疗，调节阴道酸碱度；改善体质，预防并发症；避免滥用抗生素。

临床症状	对症用药
白带腥臭，瘙痒	双唑泰栓、双唑泰泡腾片、妇炎洁泡腾片、甲硝唑氯己定洗液、1%乳酸洗液外阴冲洗
疼痛，排尿困难	甲硝唑、林可霉素
带干量多，色黄质稠	千金止带丸、妇科千金胶囊、妇炎康胶囊、花红片

类别	功能	具体用药
主药	杀菌消炎	阿希米凝胶、双唑泰泡腾片、妇炎洁泡腾片、甲硝唑片、林可霉素胶囊
辅药	清热利湿止带	甲硝唑氯己定洗液、1%乳酸洗液、复方苦参洗剂
关联用药	增强体质	大蒜油、蜂胶、维生素C、复合维生素、牛初乳等

2．念珠菌性阴道炎：

（1）消除发病诱因。如积极治疗糖尿病，及时停用广谱抗生素或雌激素，改善个人卫生等。

（2）杀菌、彻底治疗、夫妻同治，避免交叉感染。久治不愈或伴有其他严重的全身性症状则建议去医院诊治。

临床症状	对症用药
细菌感染	克霉唑、硝酸咪康唑、制霉菌素、硝夫太尔、苦参洗剂等，根据医生处方合理选用制霉菌素片、伊曲康唑、氟康唑等

类别	功能	具体用药
主药	杀菌消炎	消糜栓、克霉素阴道片、硝呋太尔软胶囊、硝酸咪康唑栓、伊曲康唑胶囊、氟康唑胶囊、酮康唑胶囊
辅药	止痒	复方苦参洗液、黄苦洗液
关联用药	营养支持	大蒜油、蜂胶、维生素C、复合维生素B、葡萄籽

3．滴虫性阴道炎：

（1）滴虫性阴道炎会引起其他疾病，需全身及局部同时用药。

（2）夫妻同治，彻底治疗，做好隔离消毒措施，预防交叉感染。

临床症状	对症用药
泡沫状白带，瘙痒	甲硝唑栓、双唑泰栓、替硝唑阴道泡腾片、甲硝唑氯己定洗液、0.1%～0.5%醋酸液、1%乳酸液、甲硝唑片、替硝唑片

类别	功能	具体用药
主药	杀灭滴虫	替硝唑阴道泡腾片、甲硝唑栓、双唑泰泡腾片、甲硝唑片、替硝唑片
辅药	缓解症状	甲硝唑氯己定洗液、0.1%～0.5%醋酸液、1%乳酸液、洁尔阴洗液、黄苦洗液、复方苦参洗剂
关联用药	营养支持	大蒜油、蜂胶、维生素C、蛋白质粉、氨基酸

4．老年性阴道炎：改善阴道环境，增加阴道抵抗力，抑制细菌的生长。

临床症状	对症用药
雌激素低	大豆异黄酮口服等
细菌感染	甲硝唑、氧氟沙星等阴道局部用药
增加阴道酸度	1%乳酸或0.1%醋酸溶液冲洗阴道，或1：5 000高锰酸钾溶液坐浴

类别	功能	具体用药
主药	消炎杀菌	甲硝唑栓、聚维酮碘栓、保妇康栓、保妇康凝胶、阿希米凝胶、氧氟沙星软膏
辅药	外用洗液，缓解症状	乳酸或醋酸溶液、高锰酸钾溶液、甲硝唑氯己定洗液
	补充雌激素，增强体质	大豆异黄酮
关联用药	增强体质，提高抵抗力	蜂胶、蜂王浆、小麦胚芽油、复合维生素B

注意：聚维酮碘与阿希米不能同时使用。

六 专业关怀

1．治疗期间禁止性生活，夫妻同治。

2．饮食宜清淡，多饮水，忌辛辣、油腻食物及海鲜发物。

3．加强营养，锻炼身体，提高机体的免疫力。

4．保持外阴清洁，注意卫生，用过的内裤、盆、毛巾等应用开水烫洗，并在阳光下晒干。发病时勿去公共泳池游泳。

5．甲硝唑抑制厌氧菌生长，但是不会抑制乳酸菌生长，对支原体效果不佳。细菌性阴道炎无论选用口服或外用形式给药，其效果接近。

6．一经确诊，就应积极治疗，力求根治，否则会迁延不愈，反复发作。

7．念珠菌性阴道炎应合理应用抗生素及激素类药物，有糖尿病及其他脏器感染者应积极治疗原发病；反复霉菌感染者或久治不愈者，应进行全面的身体检查。

8．一旦感染滴虫性阴道炎，要积极彻底治疗，连续治疗3个月，每次月经干净后即进行复查，若经3次检查均为阴性，方可称为治愈。

9．老年妇女在生活中要特别注意自我护理，讲究卫生，减少阴道感染的机会。

10．勿用热水洗烫外阴，勿用肥皂或刺激性清洁用品清洗外阴，这些会加重皮肤干燥，引起瘙痒，损伤外阴皮肤。清洗外阴时应用温开水，并加少许食盐或食醋。

11．老年人应减少性生活时对阴道的摩擦损伤，可在阴道口涂抹润滑液。

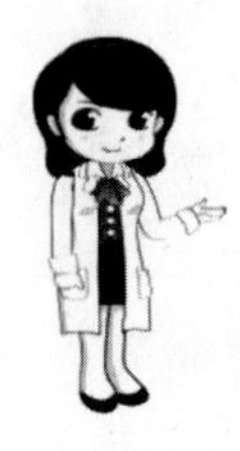

第九章

宫颈炎、盆腔炎及附件炎

第一节 宫颈炎

宫颈炎症是妇科常见疾病之一，包括子宫颈阴道部炎症以及子宫颈管黏膜炎症。由于子宫颈管黏膜上皮为单层柱状上皮，抗感染能力较差，容易发生感染。常见的是急性宫颈炎，若未及时治疗可导致慢性宫颈炎。

一 病因

急性宫颈炎的病原体多为性传播疾病病原体，常见于性生活混乱的女性。还有部分患者的病原体为内源性病原体。慢性宫颈炎多由急性宫颈炎转变而来，也可为病原体持续感染所致。

二 临床表现

大部分患者无症状。有症状者主要表现为阴道分泌物增多，呈黏液脓性，阴道分泌物刺激可引起外阴瘙痒及灼热感，也可出现性交后出血。若合并尿路感染，可出现尿急、尿频、尿痛。

三 体格检查与实验室检查

1．妇科检查：

慢性宫颈炎可见宫颈有不同程度的糜烂、肥大、息肉、腺体囊肿、外翻等表现，或见宫颈口有脓性分泌物，触诊宫颈较硬。如为宫颈糜烂或息肉，可有接触性出血。

根据宫颈糜烂面的大小，可分为轻度、中度、重度3种情况。轻度：糜烂面积占宫颈面积的1/3；中度：糜烂面积占宫颈面积的1/3～2/3；重度：糜烂面积占宫颈面积的2/3以上。

2．常规做宫颈刮片，分泌物病原菌培养；必要时可做阴道镜检查及活体组织检查。

四 诊断与鉴别诊断

1．诊断：临床症状及阴道镜检查为诊断依据，必要时可配合宫颈刮片的结果做出明确诊断。

2．鉴别诊断：早期宫颈癌 从外观上难以鉴别，应常规做宫颈刮片，宫颈管吸片，必要时做阴道镜检查及活体组织检查。

五 治疗原则与用药

1．宫颈炎以针对病原菌治疗为主，应用抗生素大剂量、单次给药，常用头孢菌素、喹诺酮类、大环内酯类等，联合局部用药。

2．慢性宫颈炎表现为宫颈糜烂时，若无症状，可不用治疗。若伴有分泌物增多，接触性出血，则可给予局部物理治疗，包括：微波、激光、冷冻等物理疗法。门店遇到症状严重患者，可建议去医院诊治。

临床症状	对症用药
白带增多呈黄色脓性	聚甲酚磺醛、甲硝唑栓、消糜栓等
尿急，尿黄，小腹坠胀	头孢克肟、司帕沙星、氧氟沙星、阿奇霉素等

类别	功能	具体用药
主药	抗感染	头孢克肟、司帕沙星、氧氟沙星、阿奇霉素
	去腐生肌，消炎杀菌	聚甲酚磺醛、消糜栓
辅药	辅助治疗，缓解症状	抗宫炎片、妇科千金胶囊（片）、妇炎康片
关联用药	增强体质，提高抵抗力	蜂胶、大蒜素、小麦胚芽油、维生素C、复合维生素 B

六 专业关怀

1．急性宫颈炎须积极治疗，如治疗不彻底会造成慢性宫颈炎，引起痛经、不孕等后果。

2．性生活适度，避免高危性行为。

3．及时有效地采取避孕措施，尽量减少人工流产及其他妇科手术对宫颈的损伤。

4．防止分娩时器械损伤宫颈，产后发现宫颈裂伤应及时缝合。

5．定期妇科检查，以便及时发现宫颈炎症，及时治疗。

第二节 慢性盆腔炎

慢性盆腔炎是常见的女性上生殖道感染性疾病，多发于性生活活跃的女性。若未及时处理或处理不彻底，将严重影响女性的生殖健康。可引起不孕、异位妊娠、慢性盆腔痛、炎症反复发作等后遗症。

一 病因

下生殖道感染，如淋病奈瑟菌、衣原体、细菌等。性卫生不良，经期性交，经常冲洗阴道；有多个性伴侣，性交多频，或性伴侣有性传播疾病；子宫腔内手术后感染，如流产刮宫术等都可导致慢性盆腔炎。

二 临床表现

下腹部坠胀、疼痛，发热，阴道分泌物增多。持续性腹痛，活动或性交后症状加重。若病情严重可出现发热、寒战、头疼、食欲缺乏。可出现经量增多、经期延长。若有腹膜炎，可见恶心、呕吐、腹胀、腹泻等症状，还可有尿急、尿频、尿痛等表现。

三 体格检查与实验室检查

1．盆腔检查：子宫常呈后位，活动受限，或粘连固定。若为输卵管炎，则在子宫一侧或两侧可触及增粗的输卵管，呈索条状，并有轻度压痛。若为输卵管积水或输卵管卵巢囊肿，则在盆腔一侧或两侧可触及囊性肿物，活动多受限。若为盆腔结缔组织炎时，子宫一侧或两侧有片状增厚、压痛，宫骶韧带增粗、变硬，有压痛。

2．分泌物直接涂片、病原体培养、超声波检查、腹腔镜检等。

四 诊断与鉴别诊断

1．诊断：

（1）有盆腔炎病史以及症状和体征明显者，可明确诊断。

（2）若无明显盆腔炎病史及阳性体征，但患者自觉症状较多，则需谨慎判断是否慢性盆腔炎，必要时需通过腹腔镜检等实验室检查来确诊。

2．鉴别诊断

（1）子宫内膜异位症　主要是痛经，呈继发性、进行性加重，有时有典型触痛型结节。

（2）卵巢癌　炎性包块为囊性，而卵巢癌为实性，B超检查有助于鉴别。

五 治疗原则与用药

主要为抗生素药物治疗，必要时手术治疗。中药治疗主要用活血化瘀、清热解毒的药物。患者应注意劳逸结合，增加营养，锻炼身体，提高机体抵抗力。

临床症状	对症用药
腰酸痛，下腹坠胀	桂枝茯苓胶囊、妇炎康复胶囊、花红片
白带色黄、量多	妇科千金胶囊、妇炎康片、妇科千金片
低热，尿频，尿痛，腹痛	黄藤素片、金刚藤胶囊

类别	功能	具体用药
主药	清热利湿，活血化瘀	妇科千金胶囊（片）、妇炎康复胶囊、妇炎康片、金刚藤胶囊、桂枝茯苓丸（胶囊）
	杀菌消炎	黄藤素片、司帕沙星、阿奇霉素、左氧氟沙星
辅药	辅助治疗，缓解症状	黄苦洗液
关联用药	增强体质，提高抵抗力	蜂胶、大蒜素、小麦胚芽油、维生素C、复合维生素B

六 专业关怀

1．注意饮食调理，加强营养，避免生冷、辛辣刺激食品，多饮水。

2．注意个人卫生与性生活卫生，严禁经期房事，平时保持外阴、阴道清洁，积极治疗阴道炎、宫颈炎等妇科炎症性疾病，人工流产及分娩后预防感染。

3．急性盆腔炎治疗务必彻底，以免转为慢性盆腔炎。慢性盆腔炎患者平时应注意劳逸适度，以防慢性盆腔炎复发。急、慢性盆腔炎均可引起不孕，要引起足够的重视。

4．节制房事，以避免症状加重。

第三节 附件炎

附件炎是指输卵管和卵巢的炎症。盆腔腹膜炎、宫旁结缔组织炎，也被划入附件炎的范围。以输卵管炎最常见，由于解剖部位相互邻近的关系，往往输卵管炎、卵巢炎、盆腔腹膜炎同时并存且相互影响。

一 病因

分娩或流产后抵抗力下降、宫腔内手术操作术时消毒不严格、经期卫生不良、不洁性交等，病原体沿生殖道逆行感染，扩散到输卵管或卵巢等处；或邻近器官的炎症如阑尾炎等可直接蔓延至同侧附件引发炎症；其他疾病，如淋病、结核病等也可引起附件炎。

二 临床表现

1．询问发病情况、持续时间、疼痛性质，判断是急性还是慢性附件炎。

2．急性附件炎：起病急骤，下腹剧痛，伴发烧、头痛、食欲不振等症状。

3．慢性附件炎：反复发作、腰骶酸痛、下坠感、性交痛，并在劳累、性交、月经后加重。病程长者可有精神不振、倦怠、周身不适、失眠等神经官能症。

三 体格检查与实验室检查

1．体检可见白带呈脓性或均质性黏液状，附件有压痛及触痛，有时可触及输卵管、卵巢粘连的炎性包块，边界欠清，活动受限。

2．慢性附件炎时下腹有压痛，盆腔检查子宫两侧增厚有触痛，有时可触及肿大固定的囊性包块。

3．B超检查一般无异常发现，有输卵管积水或形成输卵管卵巢囊肿时超声检查可发现包块。

四 诊断与鉴别诊断

1．诊断：根据病史、发病症状及检查，不难诊断此病。若无明显附件炎病史及阳性体征，但患者自觉症状较多，则需谨慎判断是否附件炎，必要时需通过腹腔镜检等实验室检查来确诊。

2．鉴别诊断：急性附件炎应与急性阑尾炎、急性肾盂肾炎、输卵管妊娠流产或破裂及卵巢囊瘤蒂扭转等鉴别；慢性附件炎应与陈旧性宫外孕、子宫内膜异位症等鉴别。

五 治疗原则与用药

1．急性附件炎要及时使用足量抗生素治疗，在保守治疗效果不是很好的情况下，需考虑手术治疗。门店遇到发病急、症状重的患者，均建议去医院诊治。

2．慢性附件炎应坚持持续治疗，只采用抗生素类药物治疗作用不明显者，需同时采用长时间的支持疗法，即增加营养、补充维生素和改善机体免疫力。

临床症状	对症用药
发热，寒战	硫酸庆大霉素、氨苄西林、甲硝唑等
尿急，尿黄，白带黄，小腹坠胀，腰酸，疲倦	妇科千金胶囊（片）、妇炎康复胶囊、金鸡胶囊、抗宫炎片、妇炎康片等

类别	功能	具体用药
主药	抗感染	司帕沙星片、硫酸庆大霉素、氨苄西林、甲硝唑
辅药	缓解症状	妇科千金胶囊、妇炎康复胶囊、金鸡胶囊、抗宫炎片
关联用药	营养支持，增强体质	蜂胶、大蒜素、小麦胚芽油、维生素C、复合维生素B

六 专业关怀

1．急性附件炎在发病初期，须进行规范及时的治疗，免除后患。

2．注意个人卫生，勤换内裤及卫生巾，加强经期、产后、流产后的个人卫生。

3．以清淡有营养的食物为主，忌食生冷和刺激性的食物。

4．避免受风寒，不宜过度劳累。经期避免性生活，以免感染。

5．避免不必要的妇科检查。

6．适当锻炼身体，提高自身抵抗力。

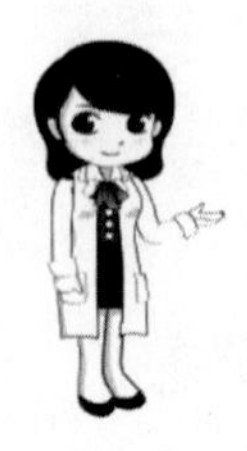

第十章

乳腺、生殖内分泌疾病

第一节 乳腺增生

乳腺增生是乳房的一种非炎症性疾病，又称乳腺小叶增生、慢性囊性乳腺病。中医学称之为"乳癖"。多见于25~40岁妇女。乳房胀痛和乳房内出现肿块为主要临床表现。本病病程较长，发展缓慢，可伴有乳头溢液。

一 病因

本病是因为雌激素与孕激素的比例失调，导致乳腺实质增生与复旧不全。

二 临床表现

1．乳房胀痛：单侧或双侧乳房胀痛或触痛。病程一般为2个月至数年不等，多数患者具有周期性疼痛的特点，月经前发作或加重，月经后减轻或消失。

2．乳房肿块：大多为多发性，单侧或双侧发生，常随月经呈周期性变化，月经前肿块增大，月经后肿块缩小。

3．其他：生气、精神紧张或劳累后本病均会加重。

三 体格检查与实验室检查

可触及肿块呈结节结构，大小不一，与周围组织界限不清，多有触痛，与皮肤和深部组织无粘连，可被推动，腋窝淋巴结不肿大。

四 诊断与鉴别诊断

1．诊断：典型症状有乳房胀痛、乳房肿块及乳头溢乳（约15%的患者）等。

2．鉴别诊断：

（1）乳腺炎　最初乳房肿胀疼痛，皮肤红热，同时可有寒战、发热等全身表现。体检发现腋窝淋巴结肿大。血常规检查白细胞偏高。

（2）乳腺癌　乳房肿块质地一般较硬，肿块大多为单侧单发，活动度差，易与皮肤及周围组织发生粘连，严重者可见皮肤橘皮样改变。与月经周期及情绪变化无关，好发于中老年女性。X线检查可见肿块影、细小钙化点、异常血管影及毛刺等。

五 治疗原则与用药

目前对乳腺增生尚无有效的治疗办法，多数患者在发病数月至一两年后常能自行缓解，因此如诊断明确，可用中药疏肝理气、活血通络治疗，辅以维生素和激素药。

临床症状	对症用药
乳房肿胀疼痛	加味逍遥丸、逍遥散、小金丸、乳癖消、乳块消、乳核散结片
内分泌紊乱	依据医生处方合理使用黄体酮

类别	功能	具体用药
主药	胸胁胀痛	联合使用逍遥散（丸）和小金丸或乳块消片
辅药	消肿止痛	桂枝茯苓胶囊、桂枝茯苓胶丸

续表

类别	功能	具体用药
关联用药	营养补充	维生素B、维生素C、小麦胚芽油胶囊

注意：如果伴有上皮不典型增生，特别是重度者，建议到医院就诊。

六 专业关怀

1．保持心情舒畅。

2．少吃辛辣刺激性食品，少吃高脂、高蛋白、低纤维的食物，少吸烟饮酒。

3．多吃白菜、海带和豆制品。

4．平时应该穿有钢托、承托性好的内衣。

5．每年一次乳腺专科检查。

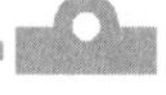

第二节 月经不调

月经不调也称月经失调，是妇科常见疾病，表现为月经周期或出血量的异常，可伴月经前、经期时的腹痛及全身症状。病因可能是器质性病变或是功能失常。

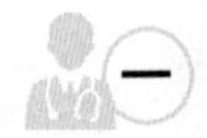

一 病因

器质性病变或功能失常均可引起月经不调。

1．长期情绪异常、寒冷刺激以及节食、嗜酒等不良习惯也会引起月经失调。

2．许多全身性疾病如血液病、高血压病、内分泌病、肿瘤等均可引起月经失调。

3．妇科疾病如子宫发育不全、急慢性盆腔炎、子宫肌瘤、卵巢囊肿等均可引起月经失调。

二 临床表现

表现为月经周期或出血量的紊乱有以下几种情况：

1．功能失调性子宫出血：指内外生殖器无明显器质性病变，而由内分泌调节系统失调所引起的子宫异常出血。是月经失调中最常见的一种，常见于青春期及更年期。分为排卵性和无排卵性两类，约85%病例属无排卵性子宫出血。

2．不规则子宫出血：包括月经过多、持续时间过长或淋漓出血。常见于子宫肌瘤、子宫内膜息肉、子宫内膜异位症等疾病情况或功能失调性子宫出血。

3．闭经：是妇科疾病中常见的症状，可以由各种不同的原因引起。通常将闭经分为原发性和继发性两种。凡年过18岁仍未行经者称为原发性闭经；在月经初潮以后，正常绝经以前的任何时间内（妊娠或哺乳期除外），月经闭止超过6个月者称为继发性闭经。

4．绝经：绝经意味着月经终止，指月经停止12个月以上。但围绝经期常有月经周期和月经量的改变。表现为月经周期缩短，以滤泡期缩短为主，无排卵和月经量增多。

三 体格检查与实验室检查

1．B超检查：反映子宫、卵巢及盆腔情况。

2．细胞学检查：脱落细胞检查，以检查卵巢功能及排除宫颈恶性病变。

3．活体组织检查：确定病变的性质，多用于肿瘤的诊断。

4．内分泌测定：目前可以测定卵泡刺激素、黄体生成素、泌乳素、雌激素、孕激素、睾酮、三碘甲腺原氨酸、四碘甲腺原氨酸、促甲状腺激素等下丘脑、卵巢、甲状腺及肾上腺皮质分泌的激素。临床常用以了解卵巢功能的简易方法有阴道涂片、宫颈黏液、基础体温及子宫内膜活检等。

5. X线检查：子宫碘油造影可了解子宫内腔情况，有无黏膜下肌瘤或息肉。蝶鞍正侧位断层可了解有无垂体肿瘤。

6. 宫腔镜或腹腔镜检查：观察子宫腔及盆腔器官的病变。

7. 其他：酌情做肝、肾功能及血液系统的检查。必要时做染色体检查。

四 诊断与鉴别诊断

主要依据病史、体格检查和辅助检查做出诊断。诊断过程中需要重点排除全身或女性生殖器病理原因引起的出血，如血液病、肝肾功能衰竭、甲状腺功能异常、妊娠及相关疾病、生殖道损伤、感染和肿瘤等。

五 治疗原则与用药

应根据病情的轻重及患者的具体情况采用不同的治疗方案，及早诊治。

针对月经不调、病程迁延、出血量大或伴有不明原因的其他症状的患者，建议去医院诊治。

原发性闭经建议到医院就诊。

疼痛难忍的痛经患者可适当应用解热镇痛药，症状过重时建议去医院诊治。

1. 月经不调：

临床症状	对症用药
月经前后眩晕、头痛、乳胀、身痛、心烦易怒以及经前期紧张综合征见上述诸症者	坤月安颗粒
月经过多，经期过长	妇科止血灵、宫血宁、卡巴克洛片
月经过少，经期延迟	乌鸡白凤丸（口服液）、八珍益母膏、养血当归糖浆
月经不定期	安宫黄体酮等（调整周期需去医院就诊，按医嘱用药）

2．闭经：

临床症状	对症用药
月经量少渐至停止，面色萎黄或苍白，头目眩晕，小腹隐隐作痛，喜揉按	八珍益母膏、乌鸡白凤丸、乌鸡白凤口服液、复方乌鸡口服液
月经渐少，腰酸腿软，头晕耳鸣	肾宝合剂、六味地黄丸
月经渐少，数月不行，形体肥胖，胸闷脘胀	桂枝茯苓丸

3．痛经：

临床症状	对症用药
疼痛难忍（缓解疼痛）	精氨酸布洛芬颗粒（司百得®精氨酸布洛芬颗粒）
小腹胀痛拒按，或伴胸胁乳房胀、经量少，或经行不畅、色黯有块	加味逍遥丸、益母草颗粒、元胡止痛胶囊
畏寒肢冷、小腹冷痛、得热痛减，经色黯黑、有块、量少	调经益母丸、月月舒、艾附暖宫丸、妇舒丸、暖宫姜汤
小腹疼痛拒按、有灼热感，经色黯红、质稠有块	金刚藤胶囊

六 专业关怀

1．保持心情愉快，避免精神过度紧张，减少精神刺激。注意保暖，注意休息，加强营养，增强体质。

2．出现月经不调症状时，积极治疗，以免病情进一步发展，导致闭经。

第三节 更年期综合征

更年期是妇女出现卵巢功能减退直至完全消失的一段时期，最为明显的标志是月经终止。更年期综合征是指妇女在自然绝经后，由于性激素水平的下降而引起的一组临床症候群，也可因卵巢手术摘除、放射破坏而引起。更年期出现的时期个体差异很大，平均年龄为50岁左右。

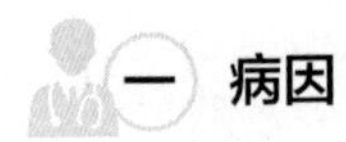

一 病因

根本的原因是生理性或病理性或手术而引起的卵巢功能衰竭。卵巢功能一旦衰竭或被切除和破坏，卵巢分泌的雌激素就会减少。女性全身有400多种雌激素受体，分布在几乎女性全身所有的组织和器官，接受雌激素的控制和支配，一旦雌激素减少，就会引发器官和组织的退行性变化，出现一系列的症状。

二 临床表现

临床表现分为近期症状和远期症状。

1．近期症状：月经紊乱，经期持续时间长，经期增多或减少；血管舒张症状，出现面部和颈部及胸部皮肤阵阵发红，继之出汗；自主神经失调症状，出现心悸、眩晕、头痛、失眠、耳鸣等自主神经失调症状；精神神经症状，如情绪波动大、激动易怒、焦虑不安。

2．远期症状：阴道干燥，性交困难，反复阴道感染，排尿困难，尿痛，尿急；骨质疏松；心血管病变。

三 体格检查与实验室检查

1．毛发干燥、脱发、阴毛稀少、乳房萎缩、下垂。

2．妇检发现阴道、子宫萎缩；实验室检查雌激素、孕激素水平低下；骨质疏松。

四 诊断与鉴别诊断

1．诊断：根据临床症状、妇检生殖器萎缩及实验室检查雌激素水平异常，可确诊本病。

2．鉴别诊断：

（1）甲状腺功能亢进症　出现的潮热、出汗多为持续性，以白天为主，神经精神症状中以烦躁、易怒、激动为主，少有抑郁、焦虑。甲状腺肿大、突眼等体征及甲状腺功能测定等利于鉴别。

（2）精神病　患者发病前多有一定的诱因，或有精神病史，用雌激素替代治疗无效。

五 治疗原则与用药

轻型的更年期综合征患者，一般采用心理疏导，以乐观的心态相适应，不需药物治疗；而重型患者，采用性激素疗法 ，即雌/孕激素替代治疗。

临床症状	对症用药
血管舒缩功能失调	更年安胶囊、更年女宝片
骨质疏松	补钙剂、维生素D
焦虑、烦躁、失眠等	安神补脑液、脑心舒口服液、逍遥丸

类别	功能	具体用药
主药	调节内分泌，改善症状	更年安胶囊、更年女宝片
辅药	对症处理	安神补脑液、脑心舒口服液、逍遥丸、静心口服液
关联用药	营养支持	小麦胚芽油、维生素C、液体钙、钙镁片

六 专业关怀

1. 更年期妇女要多了解保健知识，正确对待更年期。

2. 保持心情舒畅、开朗，克服内向、拘谨、抑郁、多虑等不利心理因素的影响，减少发病。

3. 注意生活调护，劳逸结合，饮食有节。

4. 积极参加适当的体育锻炼，增强体质，增强机体抵抗能力。

5. 维持适度的性生活，有利于心理、生理健康。

第四节 避孕与避孕药物

避孕是应用科学手段使妇女暂时不受孕。方法主要是控制生殖过程中的3个环节：①抑制精子与卵子产生；②阻止精子与卵子结合；③使子宫环境不利于精子获能、生存，或者不适宜受精卵着床和发育。常见的避孕法有：使用避孕药、避孕套，安全期避孕法，体外排精避孕法等。

本节将重点对避孕药做介绍。

一 避孕药物分类

目前市面上的避孕药主要分为紧急避孕药、短效避孕药、长效避孕药、避孕针、速效口服避孕药、男用避孕药等，基本方法是通过调整人体激素水平，改变人体环境以避免、终止受孕。避孕药的分类见下表：

种类	主要成分	特点	代表药
紧急避孕药	孕激素	事后服用1、2次	左炔诺孕酮肠溶片
短效口服避孕药	孕激素和雌激素	需每天按时服用	去氧孕烯炔雌醇片、左炔诺孕酮炔雌醚片、屈螺酮炔雌醇片
长效口服避孕药	人工合成的孕激素和长效雌激素	用法简单，但不良反应明显	复方长效左炔诺孕酮口服片
长效避孕针剂	安宫黄体酮（MPA）	需注射，不良反应明显	避孕针1号和复方甲地孕酮注射剂
速效口服避孕药	孕激素	影响雌激素活性，副作用较大	双炔失碳酯、甲地孕酮片、18甲探亲药
外用避孕药	苯乙酸汞、苯硝酸汞、苯醇醚	避孕效果维持时间短，一般是1 h至数个小时	避孕栓
男性避孕药	庚酸睾酮（激素脂）	注射或口服，效果难确定	棉酚、睾酮

目前市面上常见的是紧急避孕药、短效口服避孕药和长效口服避孕药，以下详细介绍：

1．紧急避孕药：紧急避孕药是在没有防护的性生活后，或者察觉避孕失败（如避孕套破裂、滑脱、漏服避孕药、安全期计算错误）后72 h，为防止意外妊娠而采取紧急补救服用的药物。

（1）药理机制　利用孕激素的负反馈作用，先把人体内的孕激素含量提高，然后下落到远低于正常水平。当孕激素下降到远低于正常水平时，子宫内膜得不到孕激素的支持导致脱落出血，从而使胚胎不能着床。

（2）常用紧急避孕药（见下表）

药品	成分及含量	用法、用量
左炔诺孕酮片肠溶片（单孕激素制剂）	左炔诺孕酮肠溶片1.5 mg/片	在无保护性生活后72 h内服用1片，越早服用效果越好
米非司酮片（抗孕激素制剂）	米非司酮10 mg/片或25 mg/片	在无保护性生活后120 h内顿服10 mg或25 mg，1片即可（现已不推荐作为紧急避孕药使用）
复方左炔诺孕酮片（雌孕激素复方制剂）	炔雌醇0.03 mg/片，左炔诺孕酮0.15 mg/片	在无保护性生活后72 h内顿服4片，之后12 h再服4片

2. 短效口服避孕药：

（1）药理机制　女性的正常生理激素周期中，孕激素水平和雌激素水平在月经期降到最低。月经结束后，这两种激素的分泌就开始增加。雌激素增加得较快，在排卵前，雌激素水平较高可直接或通过下丘脑促进垂体分泌黄体生成素，导致排卵（正反馈）。短效口服避孕药是以自身含有的雌激素、孕激素替代人体分泌的激素，避免雌激素到达临界值排卵。

（2）常用短效口服避孕药（见下表）

药物	雌激素种类及含量	孕激素种类及含量	用法、用量
去氧孕烯炔雌醇片	炔雌醇30 μg/片	去氧孕烯0.15 mg/片	月经周期第1日起1片，连服21日。7日后再开始新的周期
复方孕二烯酮片	炔雌醇30 μg/片	孕二烯酮0.075 mg/片	包装含28片，供一个服药周期（其中21片白色的活性药片，7片红色的无活性药片），于月经来潮的第1日开始服白色药片，每日1片，共服21日，在以后的7日里每日服用红色药片1片

续表

药物	雌激素种类及含量	孕激素种类及含量	用法、用量
炔雌醇环丙孕酮片	炔雌醇35 μg/片	环丙孕酮2.0 mg/片	按照包装指示每日约在同一时间用少量液体送服，每日1片，连服21日。停药7日后开始下一盒药，其间通常发生撤退性出血
左炔诺孕酮炔雌醇（三相）片	炔雌醇30 μg/片、40 μg/片、30 μg/片	左炔诺孕酮0.05 mg/片、0.075 mg/片、0.125 mg/片	首次服药从自然月经周期的第1日开始，每晚1片，连续21日，先服棕色片6日，续服白色片5日，最后黄色片10日。每日1片，连服21日（即一盒），停药7日后，开始服下1盒
去氧孕烯炔雌醇片	炔雌醇20 μg/片	去氧孕烯0.15 mg/片	在月经周期的第1日（即出血第1日）开始第1片，每日1片，服用21日，停药7日后再开始新的周期
屈螺酮炔雌醇片	炔雌醇30 μg/片	屈螺酮3 mg/片	按照包装所标明的顺序，每日约在周一时间用少量液体送服。每日1片，连服21日。停药7日后开始服用下一盒药，其间通常会出现撤退性出血

（3）禁用情况　血栓静脉炎或血栓栓塞性疾病、深部静脉炎或静脉血栓栓塞史，脑血管或心血管疾病；血压＞140/90 mmHg；已知或可疑乳腺癌，已知或可疑雌激素依赖性肿瘤，良、恶性肝脏肿瘤；糖尿病伴肾或视网膜病及其他心血管病；肝硬化、肝功能损害、病毒性肝炎活动期；妊娠及哺乳期妇女；原因不明的阴道异常出血；吸烟每日≥20支，特别是≥35 岁的女性。

（4）慎用情况　血压＜140/90 mmHg时，需要定期检测血压；糖尿病并发血管性疾病，在严密监视下可使用；高脂血症；良性乳块，但需要定期检查；胆道疾病，在检测下使用；胆汁淤积史及妊娠期胆汁淤积史；年龄≥

40岁，可能增加心血管风险；吸烟；严重偏头痛；服用利福平、巴比妥类药物，因为诱导肝酶可降低避孕药效果。

（5）口服短效避孕药副作用

1）类早孕反应　雌激素刺激胃黏膜引起食欲不振、恶心、呕吐以致乏力头晕。轻症不需处理，历时数日可减轻或消失，重症需1～3周可消失。

2）月经影响　一般服药后月经变规则，经期缩短，经量减少，痛经减少或消失。若用药后出现闭经，应停用避孕药，改用雌激素替代治疗或加用促排卵药物，仍无效者，进一步查找闭经原因。

3）体重增加　是由于药物中的孕激素成分的弱激素活性促进体内合成代谢引起，也可因雌激素导致的水潴留所致。

4）少数色素沉着妇女面部出现淡褐色色素沉着如妊娠斑，停药后不一定都可消退。

5）为避免避孕药影响，以停药6个月妊娠为妥，但短期服药者例外。

3. 长效口服避孕药：

（1）药理机制　主要依靠炔雌醚在脂肪组织中贮存并逐渐释放而起长效作用。药物进入人体后，会储存在脂肪组织内，以后缓慢地释放出来，抑制排卵，起长效避孕作用。

（2）用法　在月经来潮的第5日服药1片，以后每隔28～30日服1片。这类药物服用方法简便，有效率不如短效避孕药。部分女性服用后，会出现白带增多、月经失调、类早孕反应，有时会出血，而且难以控制。

（3）口服长效口服避孕药的慎用、禁用情况

1）使用长效避孕药后，停药 6 个月后妊娠安全，其余注意事项与短效口服避孕药相同。

2）服药方法不同，必须向服药妇女解释清楚。长效药在服药后1周左右有月经样出血，但是服药必须按规定日期，不能一出血又从第5日开始服药。

3）由于长效雌激素的作用，较多妇女停药后会有一个闭经阶段，平均3个月左右，待体内的外源性激素消除，月经可以自然恢复。

儿科

常见疾病

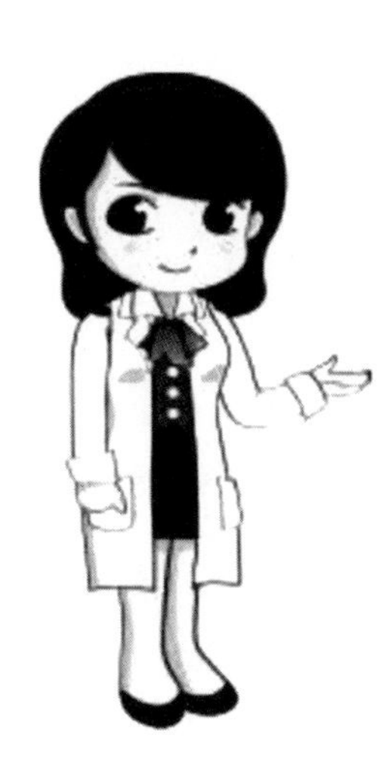

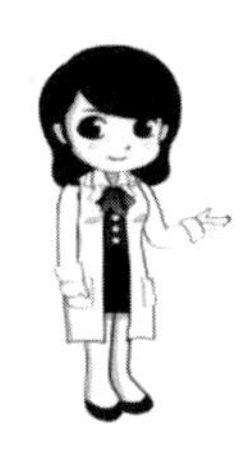

第十一章

儿童营养和营养性障碍疾病

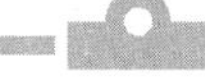

第一节 营养不良

营养不良是由于热量和/或蛋白质不足而致的慢性营养缺乏症，多见于3岁以下的婴幼儿。临床上以体重明显减轻、皮下脂肪减少和皮下水肿为特征，常伴有各器官系统的功能紊乱。目前所见营养不良，多为婴儿期喂养方法不当或疾病因素所致，且程度多较轻。

一 病因

1．摄入不足：喂养不当是造成营养不良的重要原因，如母乳不足，未及时适量添加辅食，长期食用淀粉类食物，或有不良饮食习惯如偏食、嗜食零食等。

2．消化吸收不良：因解剖或功能上的异常导致消化吸收障碍，疾病及用药可影响食欲，妨碍食物的消化、吸收。

3．需要量增加：先天不足或生理功能低下如早产、多胎等，因生长需要量增加，也可能导致新生儿营养不良；病后恢复及生长发育快速阶段，对营养的需要增多等。

二 临床表现

1．身高、体重不增，甚至下降，皮肤干燥、松弛、苍白，消瘦。

2．伴有食欲不振，偏食厌食，腹泻，便秘，或腹泻、便秘交替出现，精神不振，烦躁不安，反应差，甚至智力发育异常等严重情况。

三 体格检查与实验室检查

1．体格检查：患儿皮下脂肪减少或消失，皮肤干燥、苍白、弹性差，额部有皱纹如老人状，肌张力降低，肌肉松弛萎缩，甚至呈“皮包骨”状；轻度营养不良时，身高和精神状况可正常，重度营养不良则有身高低于正常，精神萎靡，反应差，脉细无力，甚至心音低钝、血压低、心率低等。

2．实验室检查：血清白蛋白浓度降低，胰岛素样生长因子、牛磺酸及各类必需氨基酸浓度均降低。

四 诊断与鉴别诊断

1．诊断：有典型症状或明确病史，实验室检查不支持其他疾病的诊断。

2．鉴别诊断：与进行性脊髓性肌萎缩、多发性肌炎、重症肌无力、肌萎缩性侧索硬化症等鉴别。这些疾病均有特异性临床表现，或有明确实验室检查异常指标出现，与本病区别明显。

五 治疗原则与用药

1．改善喂养方法，均衡饮食，增加营养，补充优质蛋白质，合理安排饮食品种及进食时间。

2．积极对症治疗，准确合理用药，减少药物副作用。

3．给予健脾开胃药物，各种消化酶、维生素等，以改善食欲，促进消化吸收和新陈代谢。

临床症状	对症用药
食欲不振，偏食厌食	健脾颗粒、婴儿健脾散、参苓白术散
腹泻	蒙脱石散、小儿止泻颗粒、双歧杆菌乳杆菌三联活菌片
便秘	小儿七星茶、开塞露
肠道菌群失调	儿童益生菌冲剂、枯草杆菌二联活菌颗粒
贫血，抵抗力下降	铁剂、蛋白粉

类别	功能	具体用药
主药	健脾开胃	健脾颗粒、婴儿健脾散
	止泻	蒙脱石散、小儿止泻颗粒
辅药	调节肠道菌群	儿童益生菌冲剂、益生菌、枯草杆菌二联活菌颗粒、双歧杆菌活菌胶囊
	改善贫血	钙铁锌口服液（严重者建议到医院就诊）
关联用药	营养剂	维生素B、蛋白粉、骨钙补铁咀嚼片

六　专业关怀

1．注意饮食均衡，饮食定时，合理喂养，纠正不良卫生及饮食习惯，保证孩子摄入的营养全面。

2．及时治疗各种原发疾病，严格按医嘱合理用药，按疗程用药，避免出现药物性营养不良。

3．营养不良易引发各种感染性疾病，需要引起足够的重视。

4．重视体格锻炼，保证充足睡眠。

5．服用蒙脱石散时，如需服用其他药物，建议与本品间隔一段时间。

6．服用益生菌、枯草杆菌二联活菌颗粒时，冲调水温不要超过40 ℃。避免与抗菌药同服。

第二节 维生素缺乏症

维生素是维持人和动物机体健康所必需的一类营养素，它们绝大多数不能在体内合成，或者所合成的量难以满足机体的需要，必须由食物供给。人体每日只需少量维生素即可满足代谢需要，但是绝不能缺少，否则缺乏到一定程度，就引起维生素缺乏症。维生素按溶解性可分为两大类，即脂溶性维生素和水溶性维生素。脂溶性维生素包括维生素A、维生素D、维生素E和维生素K，它们能溶解在脂肪中，伴随脂肪进入人体；水溶性维生素包括维生素C和维生素B，它们能溶解在水里，伴随水分进入人体。由于两类维生素的溶解性不同，吸收、排泄、体内积存的情况不同，导致缺乏症状出现的快慢不同。脂溶性维生素的缺乏症状出现较缓慢，而水溶性维生素的缺乏症状出现则相对较快。

儿童常见维生素缺乏有维生素A缺乏症、维生素B_2缺乏症、维生素C缺乏症、维生素D缺乏症。

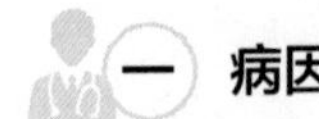

一 病因

1．膳食中供给不足。

2．人体吸收利用维生素的能力降低。

3．维生素的生理需要量相对增加。

4．排出增加。呕吐、腹泻等情况可能导致多种维生素，尤其是水溶性维生素排出增加。

二 临床表现

1．维生素A缺乏症：

（1）眼部症状　最先出现夜盲或暗光中视物不清，随后出现眼睛干燥、烧灼感、畏光、流泪及经常眨眼等症状，严重者可失明。

（2）皮肤症状　全身皮肤干燥、脱屑，以四肢伸侧及肩部明显，抚摸时有鸡皮疙瘩或粗沙样感觉。

（3）生长发育障碍　患儿体格和智能发育落后，牙齿失去光泽，易发生龋齿。

（4）免疫功能低下　反复发生呼吸道和消化道感染，且易迁延不愈。

（5）出现贫血。

2．维生素B_2缺乏症：

（1）有面色差、疲倦、口痛、眼痒等早期症状。

（2）有其他部位病变　局部皮肤瘙痒和疼痛等症状，如唇炎、口角炎、舌炎、鼻及眼睑部的脂溢性皮炎。男性有阴囊皮炎等。

3．维生素C缺乏症：

（1）易激惹、厌食、体重不增、面色苍白、虚弱、低热、呕吐、腹泻等早期症状。

（2）出血　初期见皮肤瘀斑、瘀点，之后见皮肤、牙龈、黏膜出血，重症可见血尿、鼻出血，眼眶、内脏或颅内出血等，伴有牙龈坏死、牙齿松动等。

（3）长期发病者，晚期有贫血情况，可见伤口难于愈合的情况。

4．维生素D缺乏症：

（1）早期　多为神经兴奋性增高，表现为易激惹，烦闹、汗多刺激头皮而摇头。

（2）中期　出现骨骼发育障碍，可表现为鸡胸，严重的膝内翻（O形腿）或膝外翻（X形腿）。

（3）全身肌肉松弛，肌力减弱，可有脊柱畸形。

三 体格检查与实验室检查

1．维生素A缺乏症：

（1）眼征可见毕脱氏斑（结膜干燥斑），角膜渐变干燥、混浊、发生白翳而软化或有溃疡；皮肤干燥、角化增生、脱屑；指甲多纹，失去光泽，易折裂，毛发干脆易脱落。

（2）血浆维生素A含量测定　正常为300～500 μg/L，＜200 μg/L可诊断为本病。

2．维生素B_2缺乏症：

（1）相应部位皮损体征，如口角糜烂或裂沟，口唇发红干燥或糜烂，舌体肿大、舌面光滑或有裂纹并呈鲜红色等。

（2）实验室检查　负荷4 h尿核黄素＜400 μg。

3．维生素C缺乏症：

（1）骨骼改变（如下肢肿块、小腿成蛙状、肋骨串珠）。

（2）实验室检查　尿中24 h维生素C含量常＜20 mg（正常值20～40 mg）。

（3）X线骨骼检查。

4．维生素D缺乏症：

（1）轻度　可见颅骨软化、囟门迟闭、轻度方颅、肋骨串珠状等改变。

（2）中度　可见鸡胸、O形或X形腿、囟门增大、出牙迟缓、腹部膨隆等。

（3）重度　以上症状明显加重，甚至有病理性骨折等严重改变，或有表情淡漠、条件反射形成缓慢等脑发育延迟现象。

（4）血清25-OH-D_3检查为可靠的早期诊断指标。

四 诊断与鉴别诊断

1．诊断：维生素缺乏症应根据膳食调查、实验室检查及临床表现综合做出诊断。

2．鉴别诊断：

（1）维生素A缺乏症　排除角结膜干燥症。角结膜干燥症多见于成年人，结膜表面干燥，暗淡无光，易成皱褶，甚至粗如皮肤，结膜血管呈蓝色，角膜干燥混浊，知觉迟钝。自觉眼球干涩、灼热，视力严重减退。

（2）维生素B_2缺乏症　需与疱疹性口腔炎、湿疹、神经性皮炎、剥脱性唇炎及脂溢性皮炎鉴别。

（3）维生素C缺乏症　注意本病肢体肿痛与感染性疾病，如骨髓炎、化脓性关节炎等鉴别；坏血病肋串珠与佝偻病鉴别；肢体假性瘫痪与脊髓灰质炎鉴别；以及出血症状与其他出血性疾病，如血友病等鉴别。

（4）维生素D缺乏症

1）甲状腺功能低下　表现为生长发育迟缓，伴食欲不振、神情呆滞、智力低下等，有特殊面容。

2）软骨营养不良　为先天性骨骼发育不良性疾病，出生时即可见四肢或躯干发育异常。

五　治疗原则与用药

轻度维生素缺乏症一般建议通过食补即可，应选择富含维生素的食物；对于中度维生素缺乏症可能在食补的基础上加用相应量的维生素补充剂；重度维生素缺乏症，甚至可能需要肌内注射或静脉输注。

1．维生素A缺乏症治疗用药：无论临床症状严重与否，都应该尽早进行维生素A的补充治疗，因为多数患者经治疗后都可能逆转而恢复。

调整饮食去除病因，提供富含维生素A的动物性食物或含胡萝卜素较多的深色蔬菜。

临床症状	对症用药
夜盲，视物不清	维生素A、维生素AD、鱼肝油
眼干涩	玻璃酸钠滴眼液、复方尿维氨滴眼液、氯化钠滴眼液

类别	功能	具体用药
主药	补充维生素A	维生素A、维生素AD、鱼肝油
辅药	对症处理，缓解症状	玻璃酸钠滴眼液、氯化钠滴眼液
关联用药	营养支持	多种维生素矿物质片、鳕鱼肝油、β胡萝卜素

2．维生素B_2缺乏症治疗用药：

（1）食疗　多吃富含核黄素的食物，如动物肝脏、肾、牛奶、蛋、黄豆及绿叶蔬菜等。

（2）系统疗法　维生素B_2、酵母片。

（3）局部疗法

临床症状	对症用药
唇炎、舌炎及口角炎，伴瘙痒、疼痛	1%硝酸银溶液外洗，并用丹皮酚软膏、止痒膏外涂（切忌误入口内）
阴囊炎、唇炎及脂溢性皮炎样损害，伴糜烂	1%硼酸溶液湿敷，或锡类散、溃疡膏外涂
各种皮损，伴化脓感染	外用红霉素软膏、龙珠软膏

类别	功能	具体用药
主药	补充维生素B_2	维生素B_2
辅药	对症处理	丹皮酚软膏、止痒膏、锡类散、溃疡膏、氧氟沙星软膏
关联用药	营养支持	维生素B、多种维生素矿物质片

3．维生素C缺乏症：消除病因，补充维生素C及对症处理。患病时维生素C需要量大，可适当加大剂量。

临床症状	对症用药
皮肤瘀斑、瘀点，及牙龈出血及红肿	维生素C咀嚼片、卡巴克洛片
关联用药	硫酸亚铁、骨钙补铁

类别	功能	具体用药
主药	补充维生素	维生素C咀嚼片、樱桃维生素C
辅药	对症处理	硫酸亚铁、骨钙补铁、钙铁锌
关联用药	营养支持	鱼油叶酸钙、复合维生素、阿胶、营养蛋白粉

4．维生素D缺乏症：

（1）婴幼儿重症佝偻症可残留不可恢复的骨骼畸形，因此要重视疾病的预防和尽早发现治疗，将疾病危害降至最低，做好并发症的防治工作。

（2）本病是一种自限性疾病，采取营养、日光和适当补充维生素D等综合措施，即可维持体内维生素D、钙、磷等物质的正常水平。

类别	功能	具体用药
主药	补充维生素D	维生素D（悦而®维生素D滴剂）
辅药	补钙	葡萄糖酸钙锌口服液、钙铁锌口服液、葡萄糖酸钙口服液、碳酸钙D_3片
关联用药	营养支持	小儿维生素咀嚼片、多维元素片（21）、儿童复合维生素、鱼肝油胶囊、液体钙、鳕鱼肝油、九维鱼油

六 专业关怀

1．饮食方面应充分供给含维生素丰富的食物。

2．积极治疗消化系统等其他疾病，以保证营养素的吸收。

3．婴儿时期提倡母乳喂养，若人工哺育需添加含低脂牛乳、豆类食品、红薯粉及蛋类等，此外还可加胡萝卜水、菠菜水、西红柿汁等。早产婴儿吸收脂肪及维生素A的能力弱，宜早予口服维生素A，每日服2 000 U，儿童需服3 000～3 300 U。

4．维生素A、维生素D摄入过量也会引起中毒，故不宜大剂量长期应用，应维持适当剂量使用。

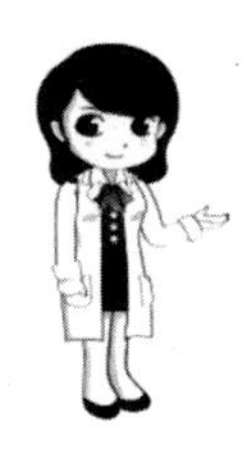

第十二章

儿童呼吸系统疾病

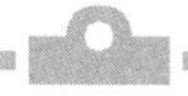

第一节 急性上呼吸道感染

急性上呼吸道感染简称“上感”，俗称“感冒”，是小儿最常见的疾病。主要侵犯鼻、鼻咽和咽部，常诊断为“急性鼻-咽炎”“急性咽炎”“急性扁桃体炎”等，也可统称为上呼吸道感染。

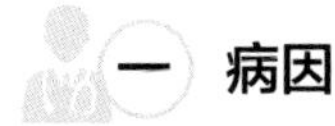

一 病因

1．病原体：急性上呼吸道感染90%左右是由病毒引起，少数由细菌感染所致。

2．体质因素：免疫功能低下、营养不良的儿童，易患上呼吸道感染。

3．环境因素：被动吸烟、护理不周、气候骤变或不良环境因素等，易引起鼻部黏膜舒缩功能紊乱，致上呼吸道感染的发生。

二 临床表现

1．局部症状： 流清鼻涕、鼻塞、喷嚏、流泪、咳嗽或咽部不适、咽痛等，多数3～4日内痊愈。

2．全身症状：发热、烦躁不安、头痛、全身不适、乏力等。部分患者有食欲不振、呕吐、腹泻、腹痛等消化道症状。

三 体格检查与实验室检查

1．体格检查：鼻腔黏膜及咽部充血，或见扁桃体肿大、充血，甚至化脓。有时咽部、扁桃体表面可见灰白色疱疹及浅表溃疡。

2．实验室检查：病毒感染，血常规白细胞正常或偏低；细菌感染，白细胞升高。

四 诊断与鉴别诊断

1．诊断：根据发病症状、体格检查、辅助检查可明确诊断。

2．鉴别诊断：与过敏性鼻炎、流感、麻疹、流行性脑脊髓膜炎等相鉴别。另儿童上呼吸道感染注意与胃肠道疾病相鉴别。

五 治疗原则与用药

早期以抗病毒为主，并对症处理、增强免疫；如细菌感染则配合使用抗菌消炎药。

临床症状	对症用药
流鼻涕，打喷嚏	氯雷他定等（2岁以下儿童不推荐使用）
鼻塞	盐酸伪麻黄碱等
发热，头痛	对乙酰氨基酚、布洛芬等
咳嗽	右美沙芬、盐酸氨溴索等
病毒感染	抗病毒口服液、利巴韦林等
细菌感染	阿莫西林（3个月以下儿童慎用）、罗红霉素等

注意：大多数感冒咳嗽药都含有的15种成分包括：使鼻腔黏膜血管收缩的伪麻黄碱、麻黄素、去氧肾上腺素、羟甲唑啉、塞洛唑啉，抗组胺剂苯海拉明、氯苯那敏、异丙嗪、曲普利啶、抗敏安，抑制咳嗽的右美沙芬、福尔可定以及用于除痰的愈创甘油醚、吐根剂等。含有这15种成分的药品2岁以下婴儿禁用，6岁以下小儿要慎用。

类别	功能	具体用药
主药	抗病毒感染	抗病毒口服液、利巴韦林颗粒
	抗细菌感染	阿莫西林颗粒、头孢克洛颗粒、罗红霉素颗粒
辅药	对症处理，缓解症状	氨酚黄那敏颗粒、小儿咽扁颗粒、小儿咳喘灵颗粒、小儿止咳糖浆、小儿清咽颗粒
关联用药	增强免疫力	复合维生素滴剂、维C泡腾片、牛初乳、玉屏风颗粒

在治疗上，急则治其标，首先对症用药解除发热、头痛、头晕、流清涕等症状；合并感染时服用抗生素消炎杀菌，标本兼治，疗效更好。儿童胃肠道功能较弱，用药易引起胃肠道副作用，强调疗程用药，预防药源性疾病。

六 专业关怀

1. 注意多休息、多饮水，饮食清淡。
2. 注意居住环境通风，保持室内卫生。
3. 疾病流行季节避免去人多拥挤、通风不畅的公共场所。
4. 主要靠加强体格锻炼以增强抵抗力。

第二节 急性支气管炎

急性支气管炎是指由于各种致病原引起的支气管黏膜感染，常并发或继发于上呼吸道感染后。发生支气管炎时，气管大多同时发炎，故可称为急性气管-支气管炎，婴幼儿期发病较多、较重。

一 病因

1．由多种病菌单一或混合感染，能引起上呼吸道感染的病原体都可引起支气管炎。

2．免疫功能失调、营养不良、佝偻病、特异性体质、鼻炎等。

二 临床表现

1．多数先有上呼吸道感染症状，咳嗽为主，开始为干咳，后有痰；但婴幼儿往往不会吐痰而咽下，且易伴有发热、呕吐、腹泻等症状。

2．3岁以下小儿伴有喘息的支气管炎，如果还有湿疹或过敏史，少数会发展成支气管哮喘。

三 体格检查与实验室检查

1．胸部X线检查：肺纹理增粗或正常，偶有肺门阴影增强。

2．听诊肺部啰音或粗或细，大多是中等湿啰音，主要散在下胸部。

四 诊断与鉴别诊断

1．诊断：根据发病典型症状，以及体格检查和辅助检查可明确诊断。

2．鉴别诊断：

（1）上呼吸道感染　以发热、鼻塞、流涕、喷嚏、乏力、食欲不振、呕吐、腹泻等全身症状为主；有时扁桃体充血、肿大，但肺部听诊多正常。

（2）支气管肺炎　急性支气管炎症状较重时，应与支气管肺炎作鉴别。支气管肺炎以肺组织充血、水肿、炎性浸润为主，肺部听诊有湿啰音或捻发音。咳嗽后啰音无明显减少时，应考虑肺炎，做胸部X线检查以确诊。

（3）支气管哮喘　症状典型，表现为反复发作性咳嗽、喘鸣和呼吸困难，多夜间发作，伴有面色苍白、大汗淋漓。但发作间歇时与常人无异，病因为接触过敏原、气候异常、情绪刺激、遗传等因素。

五　治疗原则与用药

保持呼吸道通畅，多饮水，使呼吸道分泌物易于咳出。

临床症状	对症用药
病毒感染	利巴韦林、抗病毒口服液等
细菌感染	头孢克洛、阿奇霉素、罗红霉素等
发热	对乙酰氨基酚等
咳嗽	川贝清肺、右美沙芬等
哮喘	丙酸倍氯米松、沙丁胺醇等
抵抗力低	维生素C、牛初乳压片糖、蛋白粉等

类别	功能	具体用药
主药	抗病毒感染	抗病毒口服液、利巴韦林颗粒
	抗细菌感染	阿莫西林颗粒、头孢克洛颗粒、罗红霉素颗粒
辅药	对症处理	小儿咽扁颗粒、清咽颗粒、川贝清肺糖浆
	缓解症状	丙酸倍氯米松、沙丁胺醇
关联用药	增强免疫力	复合维生素滴剂、维C泡腾片、牛初乳粉、蛋白粉

本病一般症状需精心护理，应使痰易于咳出；若病情有变化，建议及时就医，以免延误病情。

六 专业关怀

1．注意多休息、多饮水，清淡饮食。

2．须经常协助病儿变换体位，轻轻拍打背部，使痰液易于排出。

3．适当通风换气，避免再次受凉。

4．加强身体锻炼，增强抗病能力。

第三节 急性喉炎

急性喉炎为喉部黏膜急性弥漫性炎症，病毒或细菌感染均可引起，多继发于麻疹、百日咳和流感等急性传染病，以犬吠样咳嗽、声音嘶哑、喉鸣、吸气性呼吸困难为主要特征。冬春季多发，多见于婴幼儿。

一 病因

由病毒或细菌感染引起，可并发于麻疹、百日咳和流感等急性传染病。

二 临床表现

1．基本症状：急性起病，症状较重，有发热、犬吠样咳嗽、声嘶、吸气性喉鸣等，白天症状较轻，夜间加重，甚至出现喉梗阻。喉梗阻严重时可引起呼吸困难、窒息，甚至死亡。

2．喉梗阻：

（1）Ⅰ度　仅于活动后出现吸气性喉鸣和呼吸困难。

（2）Ⅱ度　于安静时亦有喉鸣和呼吸困难，心率增快。

（3）Ⅲ度　除梗阻症状外，因缺氧而烦躁不安，口唇指（趾）发绀，头面出汗，心率快。

（4）Ⅳ度　渐显衰竭，昏睡状，面色发灰，心律不齐。

三　体格检查与实验室检查

咽喉部充血，声带肿胀，声门下黏膜呈梭形肿胀。根据病变的程度不同，肺部听诊可闻及呼吸音从清晰到模糊的明显改变。必要时须进行喉镜检查。

四　诊断与鉴别诊断

1．诊断：根据发病特点，如犬吠样咳嗽、声嘶、吸气性喉鸣等，及体格检查可明确诊断。

2．鉴别诊断：

（1）急性气管炎　肺部症状明显。

（2）呼吸道异物　有吸入异物史，发病突然。

（3）白喉　发病缓慢，低热，全身中毒症状明显，精神萎靡，呼吸细而速，咽部常有灰白色假膜，分泌物检查可找到白喉杆菌。

五　治疗原则与用药

该病症多发于婴幼儿，本资料内容仅做了解，出现症状门店应劝说顾客到医院就诊。

保持呼吸道通畅，注意声带休息，忌食刺激性食物。控制感染，及时足量使用抗生素，呼吸困难可用泼尼松和地塞米松静脉滴注，同时吸氧，严重时可行气管切开术。

临床症状	对症用药
呼吸困难	地塞米松或泼尼松静脉滴注、口服或雾化吸入，吸氧
感染	青霉素静脉滴注，头孢克洛、头孢拉定等静脉滴注或口服

类别	功能	具体用药
主药	缓解症状	地塞米松、泼尼松等
辅药	抗感染	头孢克洛颗粒、头孢拉定颗粒
关联用药	增强免疫力	维生素C咀嚼片、转移因子口服液

小儿急性喉炎发病急、病情重，易危及生命，门店工作中一旦遇到类似症状的患者，要主动建议去医院就诊。另急性喉炎多继发于上呼吸道感染，预防感冒发生，可效减少喉炎的发生概率。

六 专业关怀

1．注意多休息，多饮水，饮食清淡。

2．及时治疗，以免延误病情。

3．增强体质，提高抗病能力，在感冒流行期间尽量减少外出，以防传染。

4．注意气候变化，避免感寒受热，保持适宜的室温和空气流通。

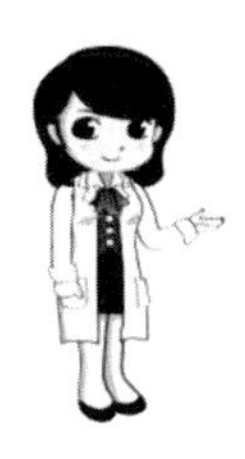

第十三章

儿童消化系统疾病

第一节 小儿功能性消化不良

小儿功能性消化不良是指患儿有持续存在或反复发作的上腹痛、腹胀、早饱、嗳气、厌食、胃灼热、反酸、恶心、呕吐等消化功能障碍症状，但经各项检查未发现器质性疾病，是小儿消化内科最常见的临床综合征。对患该病的患儿，要在排除消化道器质性疾病的基础上，才能做出诊断。

一 病因

目前认为是多因素综合作用的结果，如胃肠运动功能障碍、内脏高敏感性、胃酸分泌异常、幽门螺旋杆菌感染、精神心理因素等。

二 临床表现

临床症状主要包括上腹痛、腹胀、早饱、嗳气、厌食、胃灼热、反酸、恶心和呕吐，病程多在2年左右，症状可反复发作，也可在相当一段时间内无症状。或发病时以某一症状为主，也可有多个症状的叠加。引起或加重病情的诱因不明。功能性消化不良分为4型：运动障碍型、反流型、溃疡型、非特异型等。

三 体格检查与实验室检查

1．实验室检查：血常规、肝功能、肾功能、血糖、甲状腺功能的检测，粪隐血试验和胃食管24 h pH监测。

2．辅助检查：上消化道内镜检查，肝、胆、胰B超检查，胸部X线检查，钡餐造影检查，放射性核素胃排空检查，胃肠道压力测定等。

四 诊断与鉴别诊断

1．小儿功能性消化不良的诊断标准：有消化不良症状至少2个月，每周至少出现1次，并符合以下3项条件。

（1）持续或反复发作的上腹部（脐上）疼痛或不适、早饱、嗳气、恶心、呕吐、反酸。

（2）症状在排便后不能缓解，或症状发作与排便频率或粪便性状的改变无关（即除外肠易激综合征）。

（3）无炎症性、解剖学、代谢性或肿瘤性疾病的证据可以解释患儿的症状。

2．鉴别诊断：要注意与胃食管反流、肠易激综合征鉴别。

五 治疗原则与用药

帮助患儿的家长认识、理解病情，指导其改善患儿生活方式，调整饮食结构和习惯，去除与症状相关的可能发病因素，提高缓解症状的能力。

类别	功能	具体用药
主药	促进胃动力	多潘立酮、莫沙必利
	中和胃酸	复方氢氧化铝、铝碳酸镁
	抑制胃酸	雷尼替丁、奥美拉唑
	胃黏膜保护	硫糖铝、胶体果胶铋
辅药	肠道益生菌	地衣芽孢杆菌、双歧杆菌嗜酸乳杆菌肠球菌三联活菌
	助消化药	乳酶生、酵母片
关联用药	消食化积	小儿七星茶、健儿消食口服液、保儿宁颗粒、山麦健脾口服液、健儿清解液

六 专业关怀

1．改变生活方式，掌握正确养育方法，不溺爱孩子。

2．调整食物种类，饮食结构合理，建立良好的生活习惯。不挑食，饮食要有节制，少吃生冷食品。

3．吃饭时保持患儿心情舒畅，避免心理紧张因素。

4．尽量避免服用对胃有刺激性的药，如阿司匹林、布洛芬等。

第二节 手足口病

手足口病（hand，foot and mouth disease，HFMD）是由肠道病毒引起的传染性疾病，好发于儿童。尤以3岁以下年龄组发病率最高。主要通过消化道、呼吸道和密切接触等途径传播。临床主要表现为发热、口腔和四肢末端的斑丘疹、疱疹，重者可出现脑膜炎、脑炎、脑脊髓炎、肺水肿和循环障碍等，致死原因主要为脑干脑炎及神经源性肺水肿。由于病毒的传染性很强，常常在托幼机构造成流行。

一 病因

引起手足口病的病毒主要为肠道病毒，我国以柯萨奇病毒A组16型（CoxA16）和肠道病毒71型（EV71）多见。手足口病患者和隐性感染者均为传染源，主要通过粪-口途径传播，亦可经接触患者呼吸道分泌物、疱疹液及污染的物品而感染。

二 临床表现

1．普通病例：急性起病，大多有发热，可伴有咳嗽、流涕、食欲不振等症状。口腔内可见散发性的疱疹或溃疡，多位于舌、颊黏膜和硬腭等处，引起口腔疼痛，导致患儿拒食、流涎。手、足和臀部出现斑丘疹和疱疹，偶见于躯干，呈离心性分布。皮疹消退后不留瘢痕或色素沉着，多在1周内痊愈，预后良好。

2．重症病例：少数病例病情进展迅速，在发病1～5日左右出现脑膜炎、脑炎、脑脊髓炎、肺水肿、循环障碍等，极少数病例病情危重，可致死亡，存活病例可留有后遗症。

三 体格检查与实验室检查

1．血常规检查：白细胞计数多正常或降低，病情危重者白细胞计数可明显升高。

2．血生化检查：部分病例可有轻度谷丙转氨酶（ALT）、谷草转氨酶（AST）、肌酸激酶同工酶（CK-MB）升高，病情危重者可有肌钙蛋白（cTnI）和血糖升高。

3．血气分析：呼吸系统受累时可有动脉血氧分压降低、血氧饱和度下降，二氧化碳分压升高和酸中毒。

4．脑脊液检查：神经系统受累时可表现为外观清亮，压力增高，细胞计数增多（以单核细胞为主），蛋白正常或轻度增高，糖和氯化物正常。

5．病原学检查：鼻咽拭子、气道分泌物、疱疹液或粪便标本中CoxA16、EV71等肠道病毒特异性核酸阳性或分离到肠道病毒可以确诊。

6．血清学检查：急性期与恢复期血清CoxA16、EV71等肠道病毒中和抗体有4倍以上的升高亦可确诊。

7．胸部X线检查：可表现为双肺纹理增多，网格状、斑片状阴影，部分病例以单侧为主。

四　诊断与鉴别诊断

根据流行病学资料，急性起病，发热（部分病例可无发热）伴手、足、口、臀部皮疹可以做出诊断。少数重症病例皮疹不典型，临床诊断困难，需结合病原学或血清学检查做出诊断。

五　治疗原则与用药

目前尚无特效抗病毒药物和特异性治疗手段，主要是对症治疗。注意隔离，避免交叉感染。适当休息，清淡饮食，做好口腔和皮肤护理。

六　专业关怀

1．目前尚无安全有效的疫苗预防EV71等肠道病毒的感染。

2．本病流行期间（一般为5～7月）不宜带儿童到人群聚集的公共场所，注意保持环境卫生，勤洗手，居室要经常通风，勤晒衣被。

3．病毒不耐强碱，对紫外线及干燥敏感，高锰酸钾、漂白粉、甲醛、碘酒等能使其灭活。

第三节　小儿口炎

小儿口炎（stomatitis）是指口腔黏膜由于各种感染引起的炎症，若病变限于局部，如舌、齿龈、口角，亦可称为舌炎、齿龈炎或口角炎等。本病多见于婴幼儿，可单独发生，亦可继发于全身疾病，如急性感染、腹泻、营养不良、久病体弱和维生素B、维生素C缺乏等。不注意食具及口腔卫生或各种疾病导致机体抵抗力下降等因素均可导致口炎的发生。主要分为真菌感染引起的鹅口疮和病毒感染引起的疱疹性口腔炎。

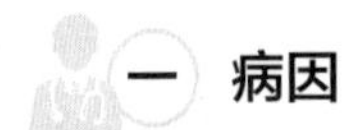

一　病因

1．鹅口疮：为白色念珠菌感染在口腔黏膜表面形成白色斑膜的疾病。多见于新生儿和婴幼儿，营养不良、腹泻、长期使用广谱抗生素或类固醇激素的患儿常有此症。新生儿多由产道感染或因哺乳时污染的奶头和乳具获得感染。

2．疱疹性口腔炎：为单纯疱疹病毒I型感染所致。多见于1～3岁婴幼儿，发病无明显季节差异。

二　临床表现

1．鹅口疮：口腔黏膜表面覆盖白色乳凝块样小点或小片状物，可逐渐融合成大片，不易擦去，周围无炎症反应，强行剥离后局部黏膜潮红、粗糙，可有溢血。不痛，不流涎，无全身症状。重症则全部口腔均被白色斑膜覆盖，甚至可蔓延到咽、喉、食管、气管、肺等处，此时可危及生命。重症患儿可伴有低热、拒食、吞咽困难。

2．疱疹性口腔炎：常好发于颊黏膜、齿龈、舌、唇内、唇红部及邻近口周皮肤。起病时发热可达38～40 ℃，1～2日后，上述各部位口腔黏膜出现单个或成簇的小疱疹，直径约2 mm，周围有红晕，迅速溃破后形成溃疡，有黄白色纤维性分泌物覆盖，多个溃疡可融合成不规则的大溃疡，有时累及软腭、舌和咽部。由于疼痛剧烈，患儿可表现拒食、流涎、烦躁，常因拒食啼哭才被发现。

三 体格检查与实验室检查

1．鹅口疮：本病症状典型，易于鉴别，取口腔斑膜在显微镜下可见真菌的菌丝和孢子。

2．疱疹性口腔炎：根据临床特征、体格检查及实验室检查唾液中可分离出病毒。

四 治疗原则与用药

1．鹅口疮：一般不需要口服抗真菌药物。可用2%碳酸氢钠溶液于哺乳前清洁口腔，或局部涂抹10万～20万U/mL制霉菌素鱼肝油混悬溶液，每日2～3次。亦可口服肠道微生物制剂，抑制真菌生长。适当补充维生素B_2和维生素C。

2．疱疹性口腔炎：局部可喷洒西瓜霜、锡类散。疼痛严重者可在餐前用2%利多卡因涂抹局部。发热时可用退热剂，可行全身抗病毒治疗。抗生素不能缩短病程，仅用于有继发感染者。

五 专业关怀

1．保持口腔清洁，多饮水，以微温或凉的流质食物为宜。

2．每日彻底清洁口腔，然后局部涂药，涂药时手法要轻柔，以免刺激溃疡处引起疼痛。

3．幼儿适当加强户外活动，以增加机体的抵抗力。

4．婴幼儿用品和玩具要保持清洁，洗漱用品尽量和餐具分开，并定期消毒。

第四节　小儿腹泻

小儿腹泻是一组多病原、多因素引起的，以大便次数增多和性状改变为特点的胃肠功能紊乱性疾病。2岁以下婴幼儿多见，夏秋季发病率高。本病是造成小儿营养不良、生长发育迟缓的主要原因之一。分为感染性腹泻（由病毒、细菌、真菌、寄生虫等感染所致）和非感染性腹泻（由体质因素、饮食不当、环境突变等所致）。

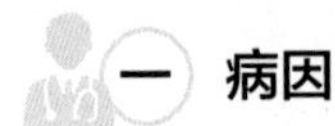

一　病因

1．幼儿体质虚弱，消化系统发育不成熟，对食物的适应性较差，因生长发育所需营养物质相对较多，导致胃肠道负担重。

2．幼儿机体防御功能不完善，调节机能较差，对各种致病原的感染缺乏抵抗力。

3．饮食因素所致：人工喂养幼儿因缺乏母乳中的抗体，以及食物及食具易受污染而发病率高于母乳喂养的幼儿；食物品种改变，食量不当，对食物中成分过敏等。

4．环境因素所致：如不清洁的环境，户外活动过少，生活规律的突然改变，外界气候的突变等。

5．患其他疾病时，由于机体内毒素的作用而引发腹泻；或治疗用药引起肠道菌群失调而腹泻。

二　临床表现

1．轻型腹泻：主要是大便次数增多，每日数次至十次，大便稀薄，量少，呈黄色或黄绿色，混有少量黏液。

2．重型腹泻：每日大便10次以上，便中水分增多，偶有黏液，呈黄色或黄绿色，有腥臭味。随病情加重和摄入食物减少，大便臭味减轻，粪块消失而呈水样或蛋花汤样，色变浅，甚至泻水样便或血便。

3．伴随症状：食欲下降或拒食、皮肤干燥、发热、烦躁、腹痛、呕吐等，严重者嗜睡、面色苍白、手足抽搐等。

三 体格检查与实验室检查

轻型腹泻体征一般都不明显，而重型腹泻则表现不同程度的脱水体征，临床分为轻度、中度、重度3型。

1．轻度脱水：失水量约为体重的5%（50 mL/kg）。精神稍差，皮肤干燥、弹性稍低，眼窝、前囟稍凹陷，哭时有泪，口腔黏膜稍干燥。

2．中度脱水：失水量占体重的5%～10%以上（50～100 mL / kg）。精神萎靡，皮肤干燥、弹性差，捏起皮肤皱褶展开缓慢，眼窝和前囟明显凹陷，哭时少泪，口腔黏膜干燥。

3．重度脱水：失水量约为体重的10%以上（100～120 mL / kg）。精神极度萎靡，表情淡漠，昏睡或昏迷。皮肤明显干燥、弹性极差，捏起皮肤皱褶不易展平，眼窝和前囟深陷，眼睑不能闭合，哭时无泪，口腔黏膜极干燥。

四 诊断与鉴别诊断

1．诊断：腹泻一般根据发病原因、症状、病史、便次、便量、大便性状即可做出明确诊断，但要注意判断有无脱水、酸中毒、电解质紊乱等。根据症状轻重、大便常规检查、肠道细菌培养等可鉴别感染性或非感染性腹泻。

（1）感染性腹泻　起病急，病情重，腹泻严重，或有明显季节性、流行性，细菌、病毒及寄生虫等病原学检查可查出致病原。

（2）非感染性腹泻　有明确的饮食不当或环境因素，病原学检查无致病菌。

（3）中医根据病因和症状表现分为伤食、风寒、湿热、脾虚等类型。

2. 鉴别诊断：

（1）细菌性痢疾　多由不洁饮食引起，起病急，会出现发烧、恶心、呕吐、腹痛等症状，粪便呈脓性或脓血样、黏液状。也有高烧、不腹泻的中毒型痢疾。

（2）食物中毒　以细菌性食物中毒为多，为误食含有细菌或细菌毒素食物引发的中毒。起病急，恶心、呕吐、脱水、乏力、腹痛，多为稀水样便。共同进食者往往有同时发病的特点。

（3）肠道蛔虫性腹泻　肚脐周围绞痛或隐痛。可伴有轻度腹泻，泻后疼痛稍缓，消瘦乏力。粪检可发现蛔虫卵。

（4）急性胃肠炎　进食过多过快或冷热食同进共饮、脾胃功能不良或食用变质食物等都可引起，以起病急、腹痛、上吐下泻为主，或有发热等表现。

五　治疗原则与用药

1. 去除病因和诱因，给以足够的流体食物（如水、米汤、粥类、糖盐水、补液盐等）以防脱水。但不能喝汽水、碳酸饮料、高糖饮料等。

2. 调整饮食方案，纠正营养失衡：遵循少量多餐，营养丰富的原则，增加餐次或喂奶次数，喂母乳的妈妈也应该少食脂类食物；可喂稀粥、烂面条、鱼肉沫、少量蔬菜、新鲜水果汁、香蕉泥等，可适当地在食物中加少许盐，切记不可禁食。

3. 严密观察病情的发展，慎用抗生素和止泻药，如果患儿病情不见好转，甚至出现频繁水样便，或呕吐、口渴加剧，不能正常进食进水，补液后尿仍很少，发烧及便中带血等症状，或持续治疗3日仍不见好转，则需尽快就医，勿随意使用抗生素。

临床症状	对症用药
便次多、量少、水样或蛋花样	蒙脱石散、止泻颗粒、盐酸洛哌丁胺胶囊，外用儿泻康贴
电解质紊乱	补液盐
肠道菌群失衡	枯草杆菌二联活菌颗粒、益生菌颗粒、儿童益生菌冲剂

注意：在门店，遇见腹泻患儿，病情轻者可常规用药对症处理。若用药效果欠佳，或重症脱水患儿，建议立即去医院就诊。

类别	功能	具体用药
主药	对症治疗	蒙脱石散、止泻颗粒、口服补液盐
辅药	健脾益气，化湿消食	参苓白术散、婴儿健脾散、保和丸、藿香正气口服液
关联用药	调理肠道菌群	枯草杆菌二联活菌颗粒、益生菌颗粒、儿童益生菌冲剂

六 专业关怀

1．注意食品清洁，食具消毒。

2．按需添加食物品种（从少到多，从稀到稠），营养搭配均衡。

3．注意小儿体格锻炼，增强体质，提高机体抵抗力。在腹泻流行期间做好隔离消毒措施，避免交叉感染，同时要避免感染其他疾病。

4．慎用抗生素，避免长期使用广谱抗生素，以免肠道菌群失调，导致耐药菌繁殖。

5．患病时要加强臀部皮肤清洁和护理，因排便次数增多对臀部皮肤刺激性加大。因此小儿每次便后都要用清水冲洗臀部、会阴，但不要用碱性清洁剂。

第五节 便秘

便秘是指便次太少，或排便不畅、费力、困难、粪便干结且量少的一种临床症状。完全母乳喂养的婴儿每日大便的次数一般较多，喂牛奶及其他代乳品者大便次数较少，每日1次或每2~3日1次。如大便次数较少，但其性质及量均正常，小儿又无其他任何不适，则不能认为是病态。如果大便干燥，量少又难于排出，虽然一日可有2~3次，但其总量比平常一次的量少，则可视为便秘。

一 病因

1．小儿饮水过少，或出汗过多，在肠内水分被吸收过多，引起大便干燥，从而便秘。

2．没有形成及时排便的习惯，在有便意时因玩耍或其他原因而抑制便意，久之造成肠内排便反射的敏感度降低，大便堆积于肠内，使更多的水分被重吸收，大便干燥，不易排出。

3．小儿食物过于精细，缺少纤维素，肠内容物对肠壁刺激不够，也可以形成便秘。

4．其他疾病引起：可见于肠狭窄、肠梗阻等肠道疾病。营养不良、贫血、缺乏维生素B_1、运动量少等，可使腹肌无力，肠肌张力降低，而造成小儿便秘。脑及脊髓病变也可以使小儿出现便秘。

二 临床表现

有食欲减少、腹部胀满、便意频频，或是腹痛、腹胀或呕吐，大便干结难解、口干、口臭、面红、小便黄短等症状。也可出现大便不干结，虽有便意，也无力排出，甚则有汗出气短，面色苍白，神疲懒言等症状。

三 治疗原则与用药

1．给孩子安排规律的生活，培养按时大便的习惯，让孩子多吃青菜、水果，多喝水和多食纤维素类食品，活动少的孩子应适当增加活动量，逐渐改善孩子便秘的情况。

2．及时治疗引起继发性便秘的原发疾病，一般随着疾病的好转，便秘也会逐渐好转。

临床症状	对症用药
便秘	开塞露
食欲下降，腹胀	益生菌颗粒、儿童益生菌冲剂、枯草杆菌二联活菌颗粒
便干难解，口臭，尿黄	幼儿清清宝、小儿七星茶
汗出气短，无力排便，神疲等	参苓白术散、补中益气丸

类别	功能	具体用药
主药	对症治疗	开塞露
辅药	清热泻火	小儿七星茶、婴幼儿清清宝
	养阴益气	补中益气丸、参苓白术散
关联用药	调节菌群	枯草杆菌二联活菌颗粒、益生菌颗粒、儿童益生菌冲剂

四 专业关怀

1．保证足够量的食物摄入，每天吃一定量的蔬菜和水果，最好早晚空腹吃一个苹果或香蕉。

2．主食不要过于精细，要适当吃些粗粮或纤维素含量丰富的食物。

3．适当按摩腹部可以解除便秘症状：成人用手掌顺时针方向按摩孩子的腹部，每日1～2次，每次按摩3 min。也可在每天早晨给小儿喝一杯盐开水，增加肠蠕动，对改善便秘有效。

4．用开塞露治疗便秘只能治“标”，因此只能作为临时缓解便秘痛苦的“应急措施”，经常使用会产生依赖性。

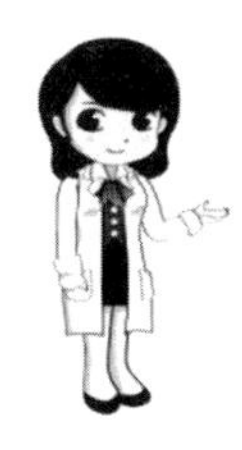

第十四章

其他儿科疾病

第一节 缺铁性贫血

缺铁性贫血，是由于体内铁的缺乏致使血红蛋白合成减少，临床上以小细胞低色素性贫血、血清铁蛋白减少和铁剂治疗有效为特点。婴幼儿发病率最高，对小儿健康危害大。

一 病因

1．先天储铁不足：母亲孕期患严重缺铁性贫血、早产或双胎致婴儿出生体重过低等，都是造成新生儿贮铁减少的原因。

2．铁的摄入量不足：饮食中铁的供给不足是导致缺铁性贫血的重要原因。由于食物搭配不合理、长期腹泻、消化道畸形、肠吸收不良等引起铁的吸收障碍。

3．生长发育因素：儿童快速生长对铁的需要量增加，易因供应不及而相对缺铁。

4．铁的丢失或消耗过多：疾病、感染、失血等因素也可导致缺铁。

二 临床表现

1．一般表现：面色苍白，口唇、口腔黏膜、眼睑及指（趾）甲变白；易疲乏无力，不爱活动；年长儿有头晕、耳鸣、眼前发黑等症状。

2．消化系统症状：食欲减退、消化不良等，少数会有异食癖。

3．神经系统症状：烦躁不安或精神不振，注意力不集中，理解力下降或智力减退等。

三 体格检查与实验室检查

1．部分患者可有肝、脾轻度肿大。年龄愈小病程愈久，贫血愈重，则肝、脾肿大愈明显。

2．血常规检查：血红蛋白减少明显，红细胞数正常或减少，白细胞、血小板无特殊改变。

3．铁代谢检测结果支持诊断。

四 诊断与鉴别诊断

1．诊断：根据病史特别是喂养史、临床表现和血常规特点可做出诊断；必要时可做骨髓检查，或铁代谢的生化检查；用铁剂治疗血红蛋白明显上升，可证实诊断。

2．鉴别诊断：异常血红蛋白病、地中海贫血、维生素B_6缺乏性贫血等，可根据各病特点加以鉴别。

五 治疗原则与用药

查明和去除病因，加强护理，防治感染。

临床症状	对症用药
一般贫血：头晕、困乏、耳鸣、眼花、注意力不集中	乳酸亚铁、硫酸亚铁、阿胶、补血口服液等
重度贫血：面色苍白、晕厥	建议到医院就诊
伴有食欲减退、消化不良等	健脾颗粒、婴儿健脾散、参苓白术散

类别	功能	具体用药
主药	补充铁剂	补铁生血冲剂、右旋糖酐铁、葡萄糖酸亚铁
辅药	协助治疗，改善食欲	小儿健脾颗粒、婴儿健脾散、开胃宝、健胃消食片、山楂
关联用药	加强营养，增强体质	阿胶、氨基酸、钙铁锌咀嚼片、维生素C、复合维生素B

六 专业关怀

1．做好喂养指导，提倡母乳喂养，及时添加含铁丰富且铁吸收率高的辅食，如肝、瘦肉、鱼等，并注意膳食的合理搭配，妊娠及哺乳期妇女适当补充铁剂。

2．婴幼儿食品加入适量铁剂进行强化。

3．对早产儿、低体重儿应及早给予铁剂预防。

4．避免喝茶、咖啡。

第二节 肠蛔虫病

肠蛔虫病是小儿最常见的肠道寄生虫病，可影响小儿的食欲、肠道功能及生长发育，并发症也较多，严重者甚至危及生命。本病农村发病率高于城市，儿童高于成人。

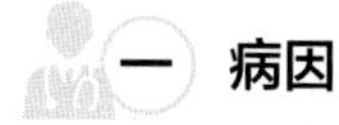

一 病因

传染源是蛔虫病患者和感染者。虫卵污染水、土壤、食物等后经口吞入人体为主要的感染途径，亦可随空气中的灰尘被吸入咽下。成熟虫卵经口到胃，大部分被胃酸杀死，少数进入小肠孵化发育为幼虫。幼虫钻入肠黏膜，经淋巴管或微血管入门脉、肝脏、下腔静脉而达肺；在肺内蜕皮后形成1 mm左右的幼虫。幼虫穿过微血管经肺泡、支气管、气管上升至咽，然后再被吞入胃，到达小肠后发育为成虫。自吞食虫卵至成虫成熟约需75日，在小肠内生存期为1～2年。

二 临床表现

1．小儿感染蛔虫后一般无明显症状或仅有轻度腹痛，脐周部疼痛，呈阵发性、不剧烈，喜按喜揉。有时有食欲不振、多食易饥、异食癖等。

2．如蛔虫量多时，可大量消耗机体营养，影响消化功能，可出现贫血、消瘦，甚至吐或拉出蛔虫等。

3．部分患者烦躁易惊或萎靡，夜晚磨牙。

三 体格检查与实验室检查

粪便直接涂片检查。

四 诊断与鉴别诊断

1．诊断：根据临床症状、体征，排蛔或吐蛔史，以及粪便检查有虫卵者可确诊。但若仅有雄虫或幼虫时，粪便虫卵检查也可能为阴性。

2．鉴别诊断：

（1）蛲虫病　为幼儿时期常见寄生虫病，临床特征是肛门周围和会阴部瘙痒、睡眠不安。可于夜间或凌晨在患儿肛周皮肤皱褶处找到白色小线虫或虫卵。本病主要通过肛门—手—口直接传播，以及人群之间接触感染，易在幼儿园等集体环境中广泛传播。蛲虫寿命短，培养饭前便后洗手等良好的卫生习惯、防止重复感染，即可不治而愈。

（2）钩虫病　以贫血、营养不良、胃肠功能紊乱为主要表现，有流行性和地区性，成人发病高于儿童。

（3）阿米巴肠炎　症状有腹痛腹泻，粪便不成形，镜下可检出阿米巴包囊或滋养体。

五 治疗原则与用药

治疗以驱蛔杀蛔为主，若有剧烈腹痛、呕吐等并发症出现，建议到医院就诊。

临床症状	对症用药
脐周部疼痛	阿苯达唑、甲苯咪唑、磷酸哌嗪、左旋咪唑等
贫血、消瘦、疲乏	多种维生素矿物质片、小儿补血颗粒等

类别	功能	具体用药
主药	驱蛔杀蛔	阿苯达唑颗粒、磷酸哌嗪宝塔糖、肠虫清、甲苯咪唑片
辅药	改善体质，补充营养	维生素B、多种维生素矿物质片、成长发育咀嚼片、小儿补血颗粒、葡萄糖酸钙口服液、儿童复合维生素

六 专业关怀

1．预防为主：帮助孩子养成良好的卫生习惯，保持手的清洁。做到饭前便后洗手，常剪指甲，不吸吮手指头。不吃不洁食物，不喝生水。

2．做好卫生知识的宣传工作，做好粪便无害化管理。

3．幼儿园等集体机构要定期进行驱虫治疗，减少传染源。

第三节 儿童多动症

儿童多动症，又称注意缺陷多动障碍，英文简称ADHD，是最常见的儿童神经和精神发育障碍性疾病。常在 6 岁以前发病，学龄期症状明显，病程至少持续6个月。其表现与同龄儿童发育水平不相符。主要临床表现为注意缺陷、活动过度和冲动3大核心症状，常伴学习或工作困难，情绪和行为方面障碍，可严重影响患儿的学习及社会交往能力，对患儿及家庭造成极大困扰。但患儿智力正常或基本正常。

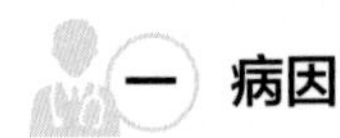

一 病因

1．遗传因素：大约40%多动症患儿的父母和其他亲属在童年时也曾患此症，认为其有遗传相关性。

2．神经递质因素：研究认为，去甲肾上腺素可以保持警醒和注意力，多巴胺可以调整学习、运动和记忆，当这两种神经递质功能低下时，便可能导致多动症的发生。

3．环境因素：如妊娠期受病毒感染、早产、产伤、出生时缺氧等因素以及血铅水平高均可影响疾病的发生。

4．家庭和心理社会因素：如父母关系不和、家庭破裂、教养方式不当、父母性格不良、童年受虐待、学校的教育方法不当等不良因素均可能作为多动症发病的诱因或症状持续存在的原因。

二 临床表现

1．多动症3大核心症状：注意障碍，活动过多，行为冲动。

2．学习困难，神经和精神的发育异常，品行障碍等症状。

3．病程持续6个月以上。

三 体格检查与实验室检查

1．临床评定量表：目前临床上常采用评定量表诊断和评估多动症的严重程度，常用的Conners儿童行为量表，包括父母问卷、教师用评定量表和简明症状问卷3种形式。

2．辅助检查：如血铅检查，有助于多动症的诊断。

四 诊断与鉴别诊断

主要依据可靠病史和对特殊行为症状的观察和检查，并对各种资料综合分析。

抽动症主要表现为眨眼、耸鼻、歪嘴、耸肩等。

五 治疗原则与用药

治疗上，根据患者及其家庭的特点制定综合性干预方案。药物治疗为主要手段，能够短期缓解部分症状，对于疾病给患者及其家庭带来的一系列不良影响则更多地依靠非药物治疗方法。

1．心理治疗：主要有行为治疗和认知行为治疗两种方式。行为治疗利用操作性条件反射的原理，及时对患者的行为予以正性或负性强化，使患者学会适当的社交技能，用新的有效的行为来替代不适当的行为模式。认知行为治疗主要解决患者的冲动性问题，让患者学习如何去解决问题，识别自己的行为是否恰当，选择恰当的行为方式。

2．药物治疗：

类别	临床症状	对症用药
中枢兴奋剂	注意障碍，活动过多，行为冲动	派甲酯、苯丙胺
非中枢兴奋剂	注意障碍，活动过多，行为冲动	托莫西汀
中成药	烦躁	静灵口服液、地牡宁神口服液

续表

类别	临床症状	对症用药
	多动，注意力不集中	多动宁胶囊
	学习困难	小儿智力糖浆
	脾胃不好，注意力不集中	精苓口服液
	血铅高	杞枣口服液、智杞颗粒

类别	功能	具体用药
主药	对症治疗	派甲酯、苯丙胺、托莫西汀
辅药	滋阴潜阳，宁神益智	静灵口服液、地牡宁神口服液、多动宁胶囊
	补益心肾，养血调肝	精苓口服液
	开窍益智	小儿智力糖浆
	排铅	杞枣口服液、智杞颗粒

六 专业关怀

1．心理护理：家长要帮助患儿树立治病的信心，使其发挥主观能动性，加强自制力。

2．生活护理：家长要注意患儿饮食营养，帮助患者合理安排作息时间，养成良好的生活习惯。

3．肯定进步：家长和老师要多体谅、关心患儿，对其微小的进步，及时予以表扬、鼓励，切忌简单、粗暴或过分迁就。

4．病情观察：在治疗过程中，家长要密切观察患儿的用药反应，根据医生指导及时调整药物用量或停、换药物，注意坚持治疗，不要让孩子擅自终止用药。

04

第四篇

神经科及外科

常见疾病

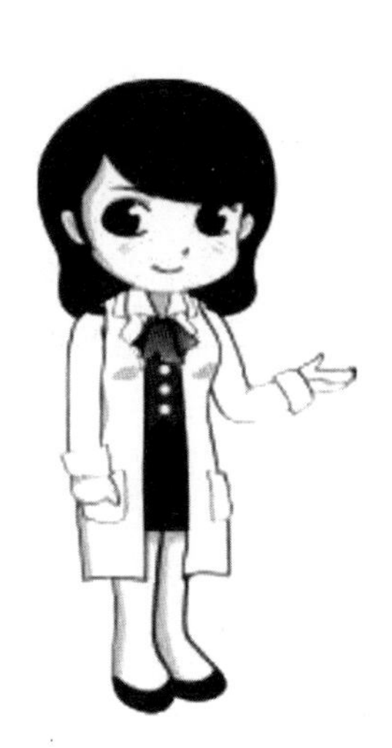

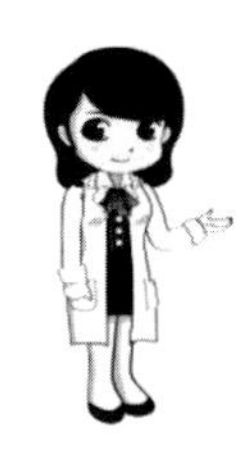

第十五章

神经科常见疾病

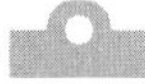

第一节 神经衰弱

神经衰弱是一种以精神易兴奋和易疲劳为特征的神经症，表现出情绪异常（紧张、烦恼、易激惹等）、生理功能紊乱（肌肉紧张性疼痛、睡眠障碍等）等症状。在神经系统功能性过度紧张、存在负性情绪体验、工作和生活规律难以适应等条件下，神经衰弱较易发生。神经衰弱多见于青年人，老年人有神经衰弱症状则应排除躯体器质性疾病的可能。

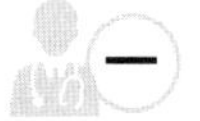

一 常见病因

神经衰弱主要是各种原因造成大脑皮质内抑制过程的弱化。目前大多数学者认为精神因素是造成神经衰弱的主因。凡是能引起持续的紧张心情和长期的内心矛盾的一些因素，使神经活动过程强烈而持久的处于紧张状态，超过神经系统张力的耐受限度，即可发生神经衰弱，如过度疲劳、对现在状况不满意、经常改变生活环境而又不适应等。

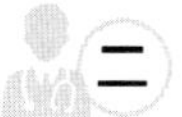

二 临床表现

1．衰弱症状：精神疲乏、脑力迟钝、注意力不集中、记忆困难、工作学习不能持久等特点，并有工作效率显著减退，即使充分休息也不能消除疲劳感。

2．兴奋症状：工作、学习、用脑引起兴奋，回忆及联想增多，控制不住，对声光敏感，并且语言增多。

3．情绪症状：紧张、易激动、烦恼。

4．心理症状：紧张性疼痛（头痛、头胀，腰背或肢体痛，部位不固定），睡眠障碍（如入睡困难、多梦、易醒、醒后不易再入睡，乏力）等。

5．自主神经功能障碍：心动过速、出汗、厌食、便秘、腹泻、月经失调、早泄等。

三 体格检查与实验室检查

对全身进行检查，既无躯体疾病，也无脑器质性病变。

四 诊断与鉴别诊断

1．以衰竭症状为主，并且上述兴奋症状、情绪症状、心理症状、自主神经功能障碍等4组症状中至少出现3项，方可诊断为神经衰弱。

2．病程迁延至少3个月以上，病情常有波动，休息后减轻，工作学习紧张则加重。

3．如伴有焦虑情绪往往是短暂的、轻微的，在整个病程中不占主导地位。

4．排除其他神经症和精神病。

五 治疗原则与用药

心理疗法为主，药物治疗为辅。

临床症状	对症用药
紧张，烦恼，易怒	抗焦虑：阿普唑仑、氟哌噻吨美利曲辛片
精神差，反应迟钝	抗抑郁：盐酸氟西汀、帕罗西汀、加味逍遥散
记忆力减退	改善脑代谢：吡拉西坦、银杏叶片
睡眠障碍	安神助眠：复方枣仁胶囊、安神胶囊、安神补脑液、安神口服液
腰酸背痛	补肾：地黄丸类中成药、肾宝合剂
心悸	养血宁心：柏子养心丸、天王补心丸
多汗	益气固表：黄芪颗粒、玉屏风丸
头痛	疏风祛痛：天麻头痛片、全天麻胶囊
便秘，腹泻	调整菌群：乳酸菌素、双歧杆菌活菌胶囊、双歧杆菌乳杆菌三联活菌片

类别	功能	具体用药
主药	抗焦虑抗抑郁	阿普唑仑、盐酸氟西汀胶囊、帕罗西汀、加味逍遥散
辅药	对症用药	吡拉西坦、银杏叶片、安神补脑液、安神口服液、复方枣仁胶囊、黄芪颗粒、天麻头痛片、双歧杆菌活菌胶囊、双歧杆菌乳杆菌三联活菌片
关联用药	补营养素	褪黑素、鳕鱼肝油、静心助眠口服液（女士）

六 专业关怀

防治神经衰弱，最主要的一点是要对该病有正确的认识，通过心理咨询，减轻心理负担，坚定战胜疾病的信心。

1．建立有规律的生活，安排好工作、学习和休息。

2．科学用脑，防止大脑过度疲劳。

3．根据个人的体力、爱好，每天坚持适当的有氧运动，如打球、游戏、体操等。

第二节 偏头痛

偏头痛是反复发作的一侧或两侧搏动性头痛。多在青春期起病，每次发作的性质及过程相似，本病以女性多见。

一 病因

1．遗传因素：约60%的患者有家族史。

2．内分泌因素：多见于青春期女性，在月经期发作频繁，妊娠时疼痛停止，分娩后又开始，更年期后减轻或消失。

3．饮食因素：常食用奶酪、腌制食品、巧克力、刺激性食物，或抽烟、喝酒的人易患血管性偏头疼。

4．其他因素：情绪紧张、精神创伤、忧虑、焦虑、饥饿、失眠、外界环境差以及气候变化等都可诱发偏头疼。

二 临床表现

1．前期症状：发病前数小时至数日，有眼前闪光或冒金星、暗点、黑蒙、偏盲、精神不振、嗜睡、肢体感觉异常等表现。

2．先兆偏头痛：是最主要的偏头痛类型，占80%。临床表现为，反复发作的一侧或双侧头痛，呈波动性，疼痛持续时伴颈肌收缩可使症状复杂化。常伴有恶心、呕吐、畏光、出汗、全身不适、头皮触痛等症状。通常与月经有明显关系。

三 体格检查与实验室检查

发作间隙期体检无异常，脑电图、脑CT或MRI、脑脊液检查均正常。

四 诊断与鉴别诊断

1．青春期起病，偏头痛家族史，长期反复发作史。

2．单侧或双侧搏动性头痛，伴有自主神经症状。

3．神经系统检查无阳性体征，用麦角胺制剂治疗有效。

五 治疗原则与用药

去除诱因。急性发作时，在安静避光的室内休息。轻者服用镇痛剂和安定剂（如阿司匹林、布洛芬等），头痛伴恶心、呕吐者可用甲氧氯普胺。每月头痛发作2～3次以上者应考虑长期预防性药物治疗。该类药物需每日服用，至少2周后才能见效，若有效应持续服用6个月，随后逐渐减量到停药。

临床症状	对症用药
偏头痛	麦角胺咖啡因、普萘洛尔、尼莫地平、氟桂利嗪（西比灵）
风邪入侵、头晕、头痛	正天丸、通天口服液、瑙珍、天麻头风灵、天麻头痛片

类别	功能	具体用药
主药	止痛	精氨酸布洛芬颗粒（司百得®精氨酸布洛芬颗粒）、塞来昔布胶囊、双氯芬酸钠缓释片、对乙酰氨基酚片
	对症用药	麦角胺咖啡因、普萘洛尔、尼莫地平、氟桂利嗪
辅药	疏风通络止痛	正天丸、通天口服液、瑙珍、天麻头风灵、天麻头痛片
关联用药	增强体质	蛋白质粉、氨基酸、小麦胚芽油、钙镁D片

六 专业关怀

1．酪胺酸是造成血管痉挛的物质，是引起偏头痛的主要因素。奶酪、巧克力、柑橘类食物，以及腌渍沙丁鱼、鸡肝、西红柿、牛奶、乳酸等饮料富含酪胺酸，所以要少食或不食。

2．食用新鲜果蔬，少食腌制食物。

3．禁可乐、汽水、咖啡、红酒等。

4．冷热敷交替可缓解肌肉紧张，减少痛感。

5．作息规律，保持心情愉快。

6．止痛药超量服会造成药物引起的“反弹性头痛”。

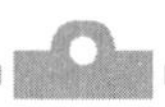

第三节 失眠

失眠，通常指入睡困难或维持睡眠障碍（易醒、早醒和再入睡困难），导致患者的睡眠时间减少或睡眠质量下降不能满足个体生理需要，明显影响日间社会功能或生活质量的一种主观体验。失眠会引起人的疲劳感、不安、全身不适、无精打采、反应迟缓、头痛、记忆力不集中，它的最大影响是精神方面，严重时甚至会导致精神分裂和抑郁症、焦虑症以及自主神经功能紊乱等。

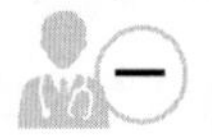

一 病因

1．环境因素和生理因素：如噪音、光照、时差反应（高速跨几个时区的旅行、白班工作改夜班工作）等。

2．心理社会因素：应激和各种作用影响生活的事件，如手术、亲人突然亡故、考试前均可引起失眠。

3．躯体疾病：各种疼痛性疾病，如心肺疾病、关节炎、晚期癌症、帕金森病等常引起失眠。

4．药物因素：咖啡因、茶碱和各种兴奋剂。

二 临床表现

1．入睡困难（卧床30 min没有入睡）、易醒、多梦，醒后有头晕、乏力等不适症状。

2．社会功能受损，白天有头晕、乏力、精力不足、疲劳、昏昏欲睡、注意力不集中等症状，严重者出现认知功能下降。

3．上述睡眠障碍每周至少发生3次，并持续1个月以上。

三 体格检查与实验室检查

相应的检查确诊原发病或排除其他疾病。

四 诊断与鉴别诊断

睡眠时间缩短，睡眠质量下降。

五 治疗原则与用药

消除诱因，合理安排作息时间，保持愉快心情，适当应用药物调理。

临床症状	对症用药
肝郁化火：多由恼怒烦闷而生，伴有急躁易怒	龙胆泻肝丸、逍遥丸
痰热内扰：常由饮食不节导致痰热上扰并伴有头重、胸闷、心烦、嗳气、吞酸、不思饮食	蛇胆川贝、橘红丸
阴虚火旺：因体虚精亏，纵欲过度，遗精等致，伴有五心烦热，耳鸣健忘	朱砂安神丸、补肾益寿丸、海狗丸
心脾两虚：年迈体虚，劳心伤神或久病大病后，气虚血亏，表现为多梦易醒，头晕目眩，神疲乏力，面黄	归脾丸、氨基酸
心胆气虚：由于突然受惊，或涉险临危，表现为噩梦惊扰，夜寐易醒，胆怯心悸，遇事易惊	安神定志丸、猴枣牛黄散、八宝惊风散

类别	功能	具体用药
主药	镇静	佐匹克隆、谷维素
	安眠	安神补脑液、脑心舒口服液、枣仁胶囊、安神胶囊
辅药	保健调理	褪黑素、野酒花、静心助眠口服液（女士）
关联用药	改善体质	液体钙镁、氨基酸、蛋白质粉、海狗丸

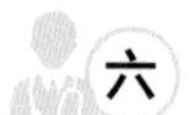

六 专业关怀

1．首先建立信心，生活规律，定时睡觉，睡前放松心情，保证卧室安静。

2．保持适度运动，晚餐不宜过饱，睡前不饮茶和咖啡等刺激性饮料。

3．不要在床上做与睡眠无关的事情，如看书、看手机、看电视。中午尽量不要午休。

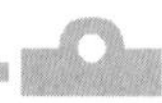

第四节 阿尔兹海默病

阿尔兹海默病（Alzheimer disease，AD）是发生于老年和老年前期、以进行性认知功能障碍和行为损害为特征的中枢神经系统退行性病变。临床上表现为记忆障碍、失语、失用、失认、视空间能力损害、抽象思维和计算力损害、人格和行为改变等。AD是老年期最常见的痴呆类型，占老年期痴呆的50%～70%。

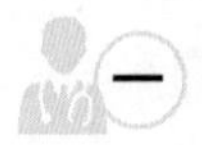

一 病因

1．家族性AD：占10%的AD患者，其为常染色体显性遗传，多于65岁前发病，最为常见的是21号染色体的淀粉前体蛋白（amyloid precusor protein，APP）基因、位于14号染色体的早老素1（presenilin 1，PS1）基因及位于1号染色体的早老素2（presenilin 2，PS2）基因突变。

2．散发性AD：影响比较广的发病学说是，β淀粉样蛋白瀑布理论，认为β淀粉样蛋白的生成与清除失衡是导致神经元变性和痴呆发生的起始事件。

二 临床表现

AD通常隐匿起病，持续进行性发展，主要表现为认知功能减退和非认知性神经精神症状，分为痴呆前阶段和痴呆阶段。

1．痴呆前阶段：主要表现为记忆力轻度受损，学习和保存新知识的能力下降，其他认知域，如注意力、执行能力、语言能力和视空间能力也可出现轻度受损，但不影响基本日常生活能力，达不到痴呆的程度。

2．痴呆阶段：此阶段患者认知功能损害导致了日常生活能力下降。分为轻、中、重三度。

（1）轻度　主要是记忆障碍，近事记忆减退，物品遗忘，忘记人和事，找不到回家的路。还会有人格方面的障碍，如不爱清洁、不修边幅、暴躁、易怒、自私多疑。

（2）中度　工作、学习新知识和社会接触能力减退。出现逻辑思维、综合分析能力减退、语言重复、计算力下降、明显的视空间障碍、性格改变，甚至做出某些丧失羞耻感（如随地大小便等）的行为。

（3）重度　上述症状逐渐加重，还有情感淡漠、哭笑无常、言语能力丧失，以致不能完成日常简单的生活事项，如穿衣、进食。

三 体格检查与实验室检查

1．脑脊液常规检查（CSF）：可发现β淀粉样蛋白水平降低，总tau蛋白和磷酸化tau蛋白增高。

2．脑电图：AD早期主要改变为波幅降低和α节律减慢。

3．影像学：CT检查见脑萎缩、脑室扩大；头颅 MRI检查显示双测颞叶、海马萎缩。

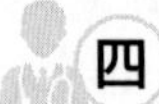

四 诊断与鉴别诊断

1．诊断：核心临床标准如下。

（1）符合阿尔兹海默病的诊断标准。

（2）起病隐袭，症状在数月至数年中逐渐出现。

（3）有明确的认知损害病史。

（4）表现为遗忘综合征（学习或近记忆下降，伴1个或1个以上其他认知域损害）或者非遗传遗忘征（语言、视空间或执行功能三者之一损害，伴1个或1个以上其他认知域损害）。

2．鉴别诊断：排除标准如下。

（1）伴有与认知障碍发生或恶化相关的卒中史，或存在多发或广泛脑梗死，或存在严重的白质病变。

（2）有路易体痴呆的核心症状。

（3）有额颞叶痴呆的显著特征。

（4）有原发性进行性记忆和认知功能损害的神经系统疾病，或非神经系统疾病，或药物过量或滥用证据。

五 治疗原则与用药

AD患者认知功能衰退目前治疗困难，综合治疗和护理有可能减轻病情和延缓发展。

临床症状	对症用药
认知功能障碍	乙酰胆碱酯酶抑制剂（多奈哌齐、利斯的明、石杉碱甲）、美金刚、脑代谢赋活剂（吡拉西坦、茴拉西坦、奥拉西坦）
幻觉、妄想、抑郁、焦虑、激越、睡眠紊乱等精神症状	氟西汀、帕罗西汀、西酞普兰、舍曲林、利培酮、奥氮平、喹硫平等

六 专业关怀

1．生活护理，包括使用某些特定的器械等。有效的护理能延长患者的生命及改善患者的生活质量，并能防止摔伤、外出不归等意外的发生。

2．多摄入蔬菜、水果、谷物、豆类和不饱和脂肪酸能够减轻认知损害。减少饱和脂肪酸和反式脂肪酸摄入，增加富含omega-3的油类，能够降低AD发生风险。

3．体育锻炼可以增加脑血流，刺激神经元生长，降低AD 发生风险，老年人可选择适合自己的运动，如散步、打太极拳、跳健美操等，要循序渐进，持之以恒，强度适宜。

4．保持良好人际关系，积极参加有益社会活动，注意保持乐观情绪，避免不良精神刺激。

第五节 帕金森病

帕金森病（Parkinson disease）是一种常见的中老年神经系统退行性疾病，主要以黑质多巴胺能神经元进行性退变和路易小体形成的病理变化，纹状体区多巴胺递质降低、多巴胺与乙酰胆碱递质失平衡的生化改变，震颤、肌强直、动作迟缓、姿势平衡障碍的运动症状和嗅觉减退、便秘、睡眠行为异常和抑郁等非运动症状的临床表现为显著特征。

一 病因

黑质多巴胺能神经元进行性退变和路易小体形成的病理变化，纹状体区多巴胺递质降低、多巴胺与乙酰胆碱递质失平衡的生化改变。

二 临床表现

1．运动迟缓：即运动缓慢和在持续运动中运动幅度或速度的下降（或者逐渐出现迟疑、犹豫或暂停）。

2．肌强直：即当患者处于放松体位时，四肢及颈部主要关节的被动运动缓慢。强直特指“铅管样”抵抗，不伴有“铅管样”抵抗而单独出现的“齿轮样”强直是不满足强直的最低判定标准的。

3．静止性震颤：即肢体处于完全静止状态时出现4 ~ 6 Hz震颤（运动起始后被抑制）。

三 体格检查与实验室检查

1．运动迟缓：该项可通过世界运动障碍学会帕金森病综合评量表（MDS-UPDRS）中手指敲击、手部运动、旋前-旋后运动、脚趾敲击和足部拍打来评定。可能出现运动迟缓症状的部位包括发声、面部、步态、中轴、四肢。

2．肌强直：肌强直检查阳性。

3．静止性震颤：以MDS-UPDRS中3.17和3.18为标准判断。单独的运动性和姿势性震颤（MDS-UPDRS中3.15和3.16）不满足帕金森病的诊断标准。

四 诊断与鉴别诊断

诊断帕金森综合征基于3个核心运动症状，即必备运动迟缓和至少存在静止性震颤或肌强直2项症状的1项，上述症状必须是显而易见的，且与其他干扰因素无关。

五 治疗原则与用药

对帕金森病的运动症状和非运动症状采取全面综合的治疗。治疗手段包括药物治疗、手术治疗、运动疗法、心理疏导和照料护理等。药物治疗是首选。提倡早诊断、早治疗、个体化。

临床症状	对症用药
早发型（不伴有智能减退时）	抗胆碱药（苯海索）、金刚烷胺、复方左旋多巴（苄丝肼左旋多巴、卡比多巴左旋多巴）、DR激动剂（溴隐亭、卡麦角林、普拉克索等）、MAO-B抑制剂（司来吉兰、雷沙吉兰）、COMT抑制剂（恩他卡朋）
晚发型（伴智能减退）	首选复方左旋多巴；症状加重时可选DR激动剂、MAO-B抑制剂、COMT抑制剂

六 专业关怀

1．改善姿态平衡障碍：主动调整身体重心、踏步走、大步走、听口令、听音乐或拍拍子行走或跨越物体等可能是有益。必要时使用助行器甚至轮椅，做好防护。

2．改善便秘：摄入足够的液体、水果、蔬菜、纤维素和乳果糖。

3．康复或运动训练：如健身操、太极拳、慢跑等运动；进行语言障碍训练、步态训练、姿势平衡训练等。若能每日坚持，则有助于提高患者的生活自理能力，改善运动功能，并能延长药物的有效期。

4．心理疏导：注重改善患者的抑郁等心理障碍，可以采用有效的心理疏导和抗抑郁药物。

5．科学护理：防止误吸和跌倒等意外事件的发生。

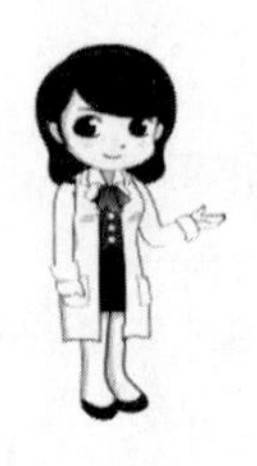

第十六章

外科常见疾病

第一节 肩周炎

粘连性肩关节囊炎过去称之为肩周炎或冻结肩。本病是因多种原因致肩盂肱关节囊炎性粘连、僵硬，以肩关节周围疼痛、各方向活动受限、影像学显示关节腔变狭窄和轻度骨质疏松为其临床特点。

一 病因

1．肩部因素：本病好发于年龄在40岁以上的中老年人，软组织退行性病变，对各种外力的承受能力减弱是基本因素；长期过度活动、姿势不良等所产生的慢性致伤力是主要的激发因素。其他肩部因素，如上肢外伤后肩部固定过久，肩周围组织继发萎缩、粘连；肩部急性挫伤、牵拉伤后治疗不当等。

2．肩外因素：颈椎病，心、肺、胆管疾病等发生的肩部牵涉痛，因原发病长期不愈使肩部肌持续痉挛、缺血而形成炎性病灶，转变为真正的粘连性肩关节囊炎。

二 临床表现

1．发病年龄常为40岁以上。

2．早期肩关节呈阵发性疼痛，以后逐渐发展为持续性疼痛，并逐渐加重，昼轻夜重，夜不能寐，不能向患侧侧卧，疼痛加重后逐渐影响到颈部及上肢，肩活动受限，甚至肩部耸起（扛肩现象），抬臂上举困难，也不能外展，不能做梳头、脱衣、叉腰等动作。病初肩部肌肉常较紧张，后期则有萎缩现象，疼痛反而不明显，各种活动受到限制。

三 体格检查与实验室检查

1．肩部某处疼痛，肩关节以外展、外旋、后伸受限最明显，少数人内收、内旋亦受限，但前屈受限较少。肩部受到牵拉时，可引起剧烈疼痛，肩关节可有广泛压痛。

2．年龄较大或病程较长者，X线摄片可见到肩部骨质疏松，或岗上肌腱、肩峰下滑囊钙化征。

四 诊断与鉴别诊断

根据肩周炎的临床症状及辅助X线摄片即可诊断。

五 治疗原则与用药

肩周炎一般在1～2年能自愈，但若不配合治疗和功能锻炼，即使自愈也将遗留不同程度的功能障碍。早期给予理疗、针灸、适度的推拿、按摩，可改善症状。痛点局限时，可局部注射醋酸泼尼松缓解症状。疼痛持续、夜间难以入睡时，可短期服用非甾体抗炎药，并加以适量口服肌松弛剂。无论病程长短，症状轻重，均应每日进行肩关节的主动活动，活动时以不引起剧痛为限。

临床症状	对症用药
持续疼痛	氟比洛芬（泽普思®得百安®氟比洛芬凝胶贴膏）、奇正®消痛贴膏、双氯芬酸钠缓释片
怕冷	局部热敷，外用发热贴；麝香壮骨膏
骨质疏松	补钙、补充胶原蛋白
肌肉萎缩	维生素E

类别	功能	对症用药
主药	初期祛风散寒，活络止痛	木瓜丸、小活络丹、国公酒、酸痛宁
	后期祛邪扶正固本	大活络丸、舒经活络丸
	贴膏药镇痛、消炎	氟比洛芬（泽普思®得百安®氟比洛芬凝胶贴膏）、奇正®消痛贴膏、麝香壮骨膏、骨痛贴膏、狗皮膏、伤痛贴、消炎镇痛膏
辅药	止痛	塞来昔布胶囊、双氯芬酸钠缓释片、布洛芬缓释胶囊
关联用药	预防、减轻骨质疏松	液体钙镁、胶原蛋白、鲨鱼软骨素

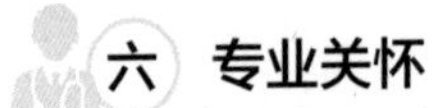

六 专业关怀

1．注意肩关节局部保暖，随气候变化随时增减衣服，避免受寒、受风及久居潮湿之地。

2．肩周炎发生后，最重要的是及早进行患侧主动和被动肩关节功能锻炼，如弯腰垂臂摆动、旋转、正身爬墙、侧身爬墙、拉滑车等。

3．避免过度劳累，避免提重物，要加强身体各关节的活动和户外锻炼。

4．老年人要加强营养，补充钙质，注意安全，防止意外损伤。

5．急性期不宜做肩关节的主动活动，可采用热敷、拔火罐、轻手法推拿、按摩等方法综合治疗，注意热敷时不要烫伤。

第二节 腰肌劳损

腰肌劳损为腰部肌肉及其附着点、筋膜或骨膜的慢性损伤性炎症，为腰痛常见原因。疼痛区有固定压痛点，该点位置常在肌肉起、止点附近，或神经肌肉结合点。腰肌劳损在急性发作时，各种症状均显著加重，腰部活动受限。

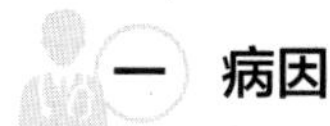

一 病因

1．急性腰部外伤治疗不当，迁延而成慢性腰肌劳损。

2．长期伏案工作、长时间保持一种姿势或弯腰工作等，使腰部肌肉持续呈紧张状态，小血管受压，供氧不足，代谢产物累积，刺激局部而形成损伤性炎症。

二 临床表现

腰痛，酸胀感，休息后可缓解，但卧床过久又感不适，稍事活动后又减轻，活动过久疼痛再次加剧。见双手捶腰可减轻疼痛。

三 体格检查与实验室检查

1．检查腰部外形多无异常，俯仰活动多无障碍。少数患者腰部活动稍受限并有压痛，压痛部位多在骶棘肌处、骶骨后面骶棘肌止点处、髂骨嵴后部、腰椎横突部。

2．X线检查多无异常，少数可有骨质增生或脊柱畸形。

3．年老或骨质疏松患者检查，可选择ECT检查、骨密度检查。

四 诊断与鉴别诊断

1．诊断：患者多有腰部过劳或不同程度的外伤史。

2．鉴别诊断：

鉴别	腰肌劳损	腰椎间盘突出症
原因	局部软组织的损伤	压迫神经导致的症状
疼痛	局限在腰部及下腰部	放射到臀部、大腿、小腿或脚部
缓解	休息即可缓解	卧床休息、睡硬板床、理疗、热敷、牵引

五 治疗原则与用药

对多种因素引起的腰肌劳损，治疗时要分清主次。疼痛明显影响工作和休息时，可服用非甾体抗炎剂、局部外用肌松弛剂及地西泮之类的镇静剂。

临床症状	对症用药
疼痛明显	氟比洛芬（泽普思®得百安®氟比洛芬凝胶贴膏）、精氨酸布洛芬颗粒（司百得®精氨酸布洛芬颗粒）、奇正®消痛贴膏、中华跌打丸、中华跌打酒、塞来昔布胶囊、双氯芬酸钠缓释片、对乙酰氨基酚
腰部扭伤，劳累性腰痛	消炎镇痛膏、麝香壮骨膏、坎离砂、小活络丹
腰膝酸软，神疲乏力	壮腰健肾丸、海狗丸、金匮肾气丸、六味地黄丸
骨质疏松	补钙剂

类别	功能	具体用药
主药	补肾	壮腰健肾丸、海狗丸、金匮肾气丸、六味地黄丸、腰肾膏
	疏通经脉，温经散寒，止痛	氟比洛芬（泽普思®得百安®氟比洛芬凝胶贴膏）、奇正®消痛贴膏、中华跌打丸、中华跌打酒、狗皮膏、麝香风湿膏、坎离砂、消炎镇痛膏、小活络丹
辅药	补钙，保护骨关节	补钙剂、仙灵骨葆、盐酸氨基葡萄糖
关联用药	补充营养素	鱼肝油软胶囊、海狗丸、高钙片、钙镁片、液体钙镁胶囊

急性腰扭伤建议马上到医院就诊。

六 专业关怀

1．防潮防寒保暖，根据气候的变化，随时增添衣服。

2．急性腰扭伤应积极治疗，安心休息，防止转成慢性。

3．注意劳逸结合，纠正不良的工作姿势，如弯腰过久，或伏案过低等。

4．注意减肥，控制体重。身体过于肥胖，必然给腰部带来额外负担。

第三节 腰椎间盘突出症

腰椎间盘突出症是因椎间盘变性，纤维环破裂，髓核突出刺激或压迫神经根、马尾神经所表现的一种综合征，是腰腿痛最常见的原因之一。

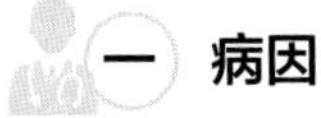

一 病因

1．椎间盘退行性变是基本因素。

2．累积伤力是椎间盘变形的主要原因，也是椎间盘突出的诱因。累积伤力中，反复弯腰、扭转动作最易引起椎间盘损伤，故本症与某些职业、工种有密切关系。

3．妊娠因素，怀孕时候的腰部负荷增大。

4．遗传因素。

二 临床表现

常见于20～50岁的人，男性多于女性，多有弯腰或长期坐位工作，首次发病常发生在半弯腰持重或突然扭腰动作时。

绝大部分患者有腰痛，随后可能出现腿痛。打喷嚏时可能疼痛加剧。可能出现大小便障碍。

三 体格检查与实验室检查

1．体格检查：病变部位椎旁有压痛，并向下肢放射，腰部活动受限。小腿前外或后外侧皮肤感觉减退，趾肌力减退，患侧跟腱反射减退或消失。

2．直腿抬高试验阳性及加强试验阳性：患者仰卧，双下肢平伸被动抬高，直至感觉下肢放射痛为止，此时下肢与床面的角度，即为直腿抬高角度。正常人一般可达到80°～90°。若抬高不足70°，且伴有下肢后侧的放射性疼痛，则为阳性。此时再被动背屈患肢踝关节以牵拉坐骨神经，如又出现放射痛，称为加强试验阳性。

3．X线检查：常可见椎间隙变窄，椎体边缘唇状增生，可借此排除一些疾患。

4．重症患者或在诊断有困难时，可考虑CT扫描和核磁共振等特殊检查以明确诊断。

四 诊断与鉴别诊断

1．早期表现为腰痛，后期又有腰腿痛。

2．辅助检查及实验室诊断结合确诊。

五 治疗原则与用药

绝对卧床休息，持续牵引，配合理疗和推拿、按摩治疗。

临床症状	对症用药
腰痛	氟比洛芬（泽普思®得百安®氟比洛芬凝胶贴膏）、精氨酸布洛芬颗粒（司百得®精氨酸布洛芬颗粒）、塞来昔布胶囊、双氯芬酸钠缓释片、对乙酰氨基酚
腰部活动受限	舒筋健腰丸、壮骨关节丸
扭伤、劳累或受寒导致腰痛	麝香壮骨膏、骨痛贴膏、消炎镇痛膏
骨质疏松	补钙剂
肌肉萎缩	维生素E

类别	功能	具体用药
主药	止痛	氟比洛芬（泽普思®得百安®氟比洛芬凝胶贴膏）、精氨酸布洛芬颗粒（司百得®精氨酸布洛芬颗粒）、塞来昔布胶囊、双氯芬酸钠缓释片、对乙酰氨基酚片
	舒经通络，消肿止痛	麝香壮骨膏、狗皮膏、骨质增生贴、天和骨通贴、消炎镇痛膏、伤痛贴、酸痛灵；舒筋健腰丸、壮骨关节丸
辅药	改善关节症状	补钙剂、盐酸氨基葡萄糖
关联用药	补钙，补充胶原蛋白	高钙片、钙镁片、液体钙镁、胶原蛋白、鲨鱼软骨素

六 专业关怀

1．睡硬床、仰卧时在腰部另加一薄垫，或令膝、髋保持一定的屈曲。

2．卧床休息要严格坚持，即使在症状缓解一段时间后佩带腰围下床，也不能做任何屈腰动作。

3．卧床一段时间后，配合推拿、针灸、理疗等方法进行综合治疗。

第四节 颈椎病

颈椎病（cervical spondylosis）是一种常见病和多发病。颈椎病是颈椎椎间盘退行性改变及其继发病理改变累及其周围组织结构（神经根、脊髓、椎动脉、交感神经等），出现相应的临床表现。随着现代从事低头工作方式人群增多，如电脑、空调的广泛使用，人们屈颈和遭受风、寒、湿的机会不断增加，造成颈椎病的患病率不断上升，且发病年龄有年轻化的趋势。

一 病因

1．颈型颈椎病：颈部肌肉、韧带、关节囊急、慢性损伤，椎间盘退化变性，椎体不稳，小关节错位等，使颈椎过伸或过屈，颈项部某些肌肉、韧带、神经受到牵张或压迫所致。

2．神经根型颈椎病：椎间盘退变、突出、节段性不稳定、骨质增生或骨赘形成等原因在椎管内或椎间孔处刺激和压迫颈神经根所致。在各型中发病率最高，占60%～70%，是临床上最常见的类型。

3．脊髓型颈椎病：发病率占颈椎病的12%～20%，由于可造成肢体瘫痪，因而致残率高。通常起病缓慢，以40～60岁的中年人为多。

4．交感型颈椎病：椎间盘退变和节段性不稳定等因素，从而对颈椎周围的交感神经末梢造成刺激，产生交感神经功能紊乱。

二 临床表现

1．颈型颈椎病：颈项强直、疼痛，可有整个肩背疼痛发僵，不能做点头、仰头及转头活动，呈斜颈姿势。需要转颈时，躯干必须同时转动，也可出现头晕的症状。少数患者可出现反射性肩、臂、手疼痛和胀麻，咳嗽或打喷嚏时症状不加重。

2．神经根型颈椎病：常最早出现颈痛和颈部发僵。有些患者还有肩部及肩胛骨内侧缘疼痛。上肢放射性疼痛或麻木。疼痛或麻木可以呈发作性、也可以呈持续性。颈部活动、咳嗽、喷嚏、用力及深呼吸等，可以造成症状的加重。患侧上肢感觉沉重、握力减退，有时出现持物坠落。晚期可以出现肌肉萎缩。

三 体格检查与实验室检查

1．颈型颈椎病：急性期颈椎活动绝对受限，颈椎各方向活动范围近于零度。颈 1～胸7椎旁或斜方肌、胸锁乳头肌有压痛，冈上肌、冈下肌也可有压痛。如有继发性前斜角肌痉挛，可在胸锁乳头肌内侧，相当于颈3～颈6横突水平，扪到痉挛的肌肉，稍用力压迫，即可出现肩、臂、手放射性疼痛。

2．神经根型颈椎病：颈部僵直、活动受限。患侧颈部肌肉紧张，棘突、棘突旁、肩胛骨内侧缘以及受累神经根所支配的肌肉有压痛。椎间孔部位出现压痛并伴上肢放射性疼痛或麻木。按压椎间孔使原有症状加重具有定位意义。椎间孔挤压试验阳性，臂丛神经牵拉试验阳性。仔细、全面的神经系统检查有助于定位诊断。

四 诊断与鉴别诊断

1．颈型颈椎病：具有典型的落枕史及上述颈项部症状体征；影像学检查可正常或仅有生理曲度改变或轻度椎间隙狭窄，少有骨赘形成。

2．神经根型颈椎病：具有根性分布的症状（麻木、疼痛）和体征；椎间孔挤压试验或/和臂丛牵拉试验阳性；影像学所见与临床表现基本相符合；排除颈椎外病变（胸廓出口综合征、网球肘、腕管综合征、肘管综合征、肩周炎、肱二头肌长头腱鞘炎等）所致的疼痛 。

五 治疗原则与用药

颈椎病的治疗有手术和非手术之分。大部分颈椎病患者经非手术治疗效果优良，仅一小部分患者经非手术治疗无效或病情严重而需要手术治疗。

常采用中医、西医、中西医结合以及康复治疗等综合疗法消除症状，中医药治疗手段结合西药消炎镇痛、扩张血管、利尿脱水、营养神经等类药物。

1．颈型颈椎病：宜疏风解表、散寒通络，常用姜、大枣、葛根或葛根汤（葛根、麻黄、桂枝、芍药、生姜、大枣、甘草），伴有咽喉炎症者加大元参、板蓝根、金银花等。

2．神经根型颈椎病：分为以痛为主，偏瘀阻寒凝，宜祛瘀通络，常用身痛逐瘀汤 （当归、川芎、没药、桃仁、羌活、红花、五灵脂、秦艽、香附、牛膝、地龙、炙甘草）；如偏湿热，宜清热利湿，用当归拈痛汤（当归、党参、苦参、苍术、白术、升麻、防己、羌活、葛根、知母、猪苓、茵陈、黄芩、泽泻、甘草、大枣）；如伴有麻木，在上述方中加止痉散（蜈蚣、全蝎）；以麻木为主，伴有肌肉萎缩，取益气化瘀通络法，常用补阳还五汤（黄芪、当归、川芎、芍药、桃仁、红花、地龙）加蜈蚣、全蝎等。

六 专业关怀

1．避免长期低头姿势。

2．颈部放置在生理状态下休息。

3．避免颈部外伤。

4．避免风寒、潮湿。

5．无任何颈椎病的症状者，可以每日早、晚各数次进行缓慢屈、伸、左右侧屈及旋转颈部的运动。加强颈背肌肉等长抗阻收缩锻炼。

第五节 原发性骨质疏松症

原发性骨质疏松是一种低骨量和骨组织微结构破坏为特征，导致骨骼脆性增加和易发生骨折的全身性骨代谢障碍性疾病。本病是老年人的一种常见病，目前我国60～69岁老年妇女发病率为50%～70%，老年男性发病率约为30%。

一 病因

1．内分泌性：性腺激素不足或激素受体数量及活性下降（如甲状腺功能亢进、性腺功能低下、糖尿病等）。

2．营养性：蛋白质缺乏、维生素D缺乏、低钙饮食、酒精中毒等。

3．遗传性：成骨不全、染色体异常。

4．药物：皮质类固醇、抗癫痫药、抗肿瘤药（如甲氨蝶呤）、肝素等。

5．失用性：长期卧床、截瘫、太空飞行等；局部性的见于骨折后。

6．其他原因：吸烟、骨质减少、短暂性或迁徙性骨质疏松。

二 临床表现

轻者无症状。较重者常有骨痛和肌无力。

1．腰背疼痛、乏力、钝痛，疼痛可沿脊柱向两侧扩散。并有反复发生，自行缓减等发病特点。乏力常在劳累或活动后加重。

2．常因轻微活动、创伤、弯腰、负重或摔倒发生骨折。还有脊柱畸形、驼背，身高缩短等症状。

3．驼背和胸廓畸形者常出现胸闷、气短、呼吸困难等伴随症状。

三 体格检查与实验室检查

1．可完全无体征，或有不同程度的骨压痛。

2．可有脊柱畸形、驼背。

3．部分患者可有肢体肌肉萎缩。

4．骨密度仪及X线检查证实有骨质疏松存在。

四 诊断与鉴别诊断

1．诊断：根据临床表现结合病史、体检及必要骨密度检查可对骨质疏松症做出诊断。

2．鉴别诊断：

（1）骨质软化症　除临床表现类同外，X线表现对骨软化有诊断价值。

（2）类风湿性关节炎　抗链球菌溶血素O、类风湿因子阳性，有关节晨僵＞1 h，表现为双侧对称性关节病变。

五 治疗原则与用药

消除诱发因素，用药物治疗及非药物治疗（即营养支持）。

用药治疗的药物类型分为骨吸收抑制剂、骨形成刺激剂和骨钙化剂。在门店，用药治疗只作骨钙化剂的推荐。若疼痛严重或易发骨折等，则建议到医院就诊。

临床症状	对症用药
典型的骨痛、脊柱畸形	维生素 D（悦而®维生素D滴剂）、高钙片
腰脊疼痛	仙灵骨葆、氨基葡萄糖、蚝贝钙
骨疼痛	非甾体抗炎药，如阿司匹林、塞来昔布

类别	功能	具体用药
主药	补钙	维生素D（悦而®维生素D滴剂）、高钙片、碳酸钙、骨化三醇
辅药	保护关节	仙灵骨葆、氨基葡萄糖、蚝贝钙
关联用药	营养支持	液体钙、牡蛎壳软胶囊、钙镁片、海贝壳提取物软胶囊

六 专业关怀

1．骨质疏松症应及早预防，在儿童、成年、老年各个阶段都应重视。

2．合理饮食，应摄入足够的钙、维生素D，注意营养，多吃含蛋白质、钙的食物。

3．多接受日光浴，多运动有助于建立和维持高水平的骨峰值。

4．消除危险因素：戒烟酒，少喝咖啡、浓茶及含碳酸饮料，避免使用糖皮质激素、苯巴比妥等影响骨代谢的药物

5．重症感冒期间不宜服用仙灵骨葆。

6．感冒时不宜服用蚝贝钙。糖尿病患者禁服蚝贝钙。

05
第五篇

五官科常见疾病

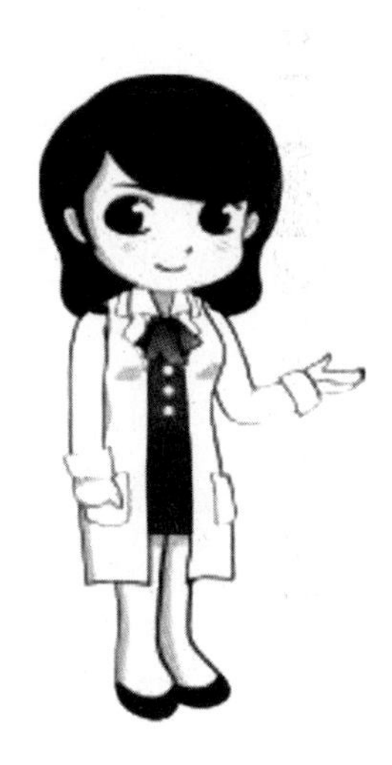

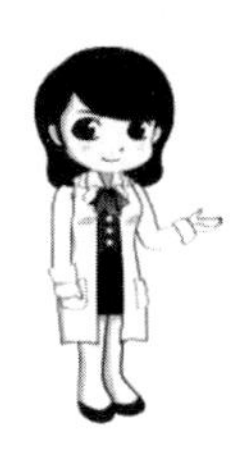

第十七章

眼科常见疾病

第一节 角结膜干燥症

角结膜干燥症又称干眼，是指各种原因引起的泪液质或量异常，或动力学异常导致的泪膜稳定性下降，并伴有眼部不适和（或）眼表组织病变特征的多种疾病的总称。仅具有干眼的症状，为一过性，只要经过休息或短暂应用人工泪液则恢复正常，且无干眼的各种体征，尤其是没有眼表的损害，亦无干眼的局部及全身性原因，这类情况称之为干眼症；既有症状又有体征则称为干眼病；合并全身免疫性疾病则为干眼综合征。

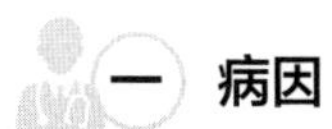

一 病因

干眼症病因繁多，病理过程复杂。目前认为，泪液渗透压升高是干眼症发病的核心机制。泪液渗透压升高引起眼表炎症，炎症介质释放入泪液中可能引起眼表上皮细胞损害，导致泪膜不稳定。

二 临床表现

1．常见典型症状有眼睛干涩、异物感、视力疲劳（在睁眼暴露结膜数秒钟后，干燥感更加明显）。

2．如果合并其他全身性疾病，则可伴有口干、关节痛、皮肤病损等。

三 体格检查与实验室检查

1．结膜表面暗淡无光，组织变厚并趋向角化，症状加重，结膜色素增生。

2．球结膜刮片检查可见上皮细胞的角化颗粒与大量干燥杆菌。

3．泪膜的相关检查，如泪膜稳定性检查、眼表上皮活性染色、泪液渗透压的测定等。

四 诊断与鉴别诊断

可根据以下四个方面之一对绝大多数干眼症患者做出诊断。

1．症状。

2．泪膜不稳定。

3．眼表面上皮细胞的损害。

4．泪液的渗透压增高。

五 治疗原则与用药

目前尚无有效治疗，主要是消除诱因，对症处理。局部用药缓解症状，结合全身治疗，口服鱼肝油改善营养状况。为了减少痛苦可适量滴入生理盐水或抗生素滴眼液。

临床症状	对症用药
眼干涩	氯化钠滴眼液（博士伦润洁®氯化钠滴眼液）、玻璃酸钠滴眼液
眼痒	萘非滴眼液、色甘酸钠滴眼液
眼疲劳	复方硫酸软骨素滴眼液（博士伦润洁®复方硫酸软骨素滴眼液）、萘敏维滴眼液（博士伦润洁®萘敏维滴眼液）、复方门冬维甘滴眼液、复方尿维氨滴眼液
眼部充血红肿	萘敏维滴眼液（博士伦润洁®萘敏维滴眼液）、氧氟沙星滴眼液、氯霉素滴眼液

续表

临床症状	对症用药
消瘦，皮肤干燥、失去弹性	鱼肝油口服液、AD胶丸、维生素A滴剂

类别	功能	具体用药
主药	明目	AD胶丸、鱼肝油胶囊
	缓解眼睛干涩	氯化钠滴眼液（博士伦润洁®氯化钠滴眼液）、萘敏维滴眼液（博士伦润洁®萘敏维滴眼液）、玻璃酸钠滴眼液
辅药	滋肾、养肝明目	明目地黄丸
关联用药	补充营养素	蓝莓提取物、β胡萝卜素、鱼肝油

如眼睛发红、有灼伤或有异物感、眼皮沉重、视物模糊，甚至出现眼球胀痛或头痛，休息后仍无明显好转，建议到医院就诊。

六 专业关怀

1．使用电脑时，双眼平视或轻度向下注视荧光屏，避免长时间连续操作，切忌“目不转睛”。

2．周围环境的光线要柔和。吹空调不宜太久，在座位附近放置茶水，以增加周边的湿度。

3．多饮水，多吃水果、蔬菜、乳制品、鱼类等富含维生素的食品。

4．养成良好的生活习惯，保证充足睡眠，不熬夜。

5．要经常眨眼，眨眼至少要保证4～5次/min。

第二节 红眼病

红眼病，是急性或亚急性细菌性结膜炎，中医称为暴风客热或天行赤眼。主要症状为眼部红、肿、热、痛。发病急，传染性强，可重复感染（如再接触病人还可得病），各年龄段都可能发病。潜伏期1～3日，且多数为双眼发病，发病3～4日炎症最重，以后逐渐减轻，病程多少于3周。

本病全年均可发生，以春夏季节多见，可散发感染，也可流行于学校、工厂等集体生活场所。

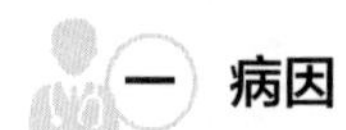

一 病因

接触传播，可造成暴发流行，常见致病菌有肺炎双球菌、金黄色葡萄球菌和流感嗜血杆菌。

二 临床表现

1．双眼先后发病，早期感到双眼发烫、烧灼、畏光、眼红、眼睛磨痛，像进入沙子般地刺痛难忍；接着眼睑红肿、眼眵多、怕光、流泪；晨起时，眼睑被分泌物粘住，不易睁开；严重时畏光、流泪、疼痛加重，视力也会有一定程度的下降。

2．全身症状，如头痛、发热、乏力、咽痛等。

三 体格检查与实验室检查

1．眼睑红肿，结膜严重充血、水肿，球结膜下点状、片状或广泛出血。

2．角膜弥漫点状上皮脱落，荧光素着色。

3．耳前淋巴结或颌下淋巴结肿大及压痛。

四 诊断与鉴别诊断

根据临床症状、体格检查（明显的结膜充血和黏液脓性分泌物）及分泌物涂片（可见多形核白细胞和细菌）即可诊断。

五 治疗原则与用药

一经发现，立即治疗，要坚持彻底治疗。有条件时可进行细菌培养，并做药敏试验，以选用适当的抗生素。每次点药前需将分泌物擦洗干净，按时点药，以提高疗效。症状完全消失后仍要继续治疗1周，以防复发。

临床症状	对症用药
患眼分泌物多	生理盐水或2%硼酸溶液冲洗结膜囊，并用消毒棉签擦净睑缘
细菌性感染	常用眼药水，如磺胺醋酰钠、氟哌酸（诺氟沙星）、氯霉素；睡前可涂红霉素、金霉素或四环素等抗生素眼膏

类别	功能	具体用药
主药	杀灭细菌	氯霉素滴眼液、氧氟沙星滴眼液、环丙沙星滴眼液、熊胆滴眼液
辅药	对症处理	银翘解毒丸、清开灵口服液、复方熊胆胶囊
关联用药	营养支持	维生素C、β胡萝卜素

六 专业关怀

1．平时注意眼部卫生，养成不揉眼、勤洗手的良好生活习惯；不共用毛巾、脸盆；流行期间尽量不到公共场所；尽可能避免与病人及其使用过的物品接触。

2．治疗期间注意隔离，对个人用品或公用物品要注意消毒隔离（煮沸消毒）。

3．点眼药或睡眠时，头偏向患侧，避免患眼分泌物流向健侧眼；点眼药瓶口不要接触眼及分泌物，以防污染瓶口造成交叉感染。

4．禁忌热敷及包盖患眼。

5．滴眼液最久使用一个月就必须换新的，以防药水变质。

第三节 沙眼

沙眼是由沙眼衣原体感染所致的一种慢性传染性结膜角膜炎，是导致失明的主要疾病之一。因其在睑结膜表面形成粗糙不平的外观，形似沙粒，故名沙眼。急性沙眼感染主要发生在学前和低年学龄儿童。在20岁左右时，早期的瘢痕并发症才开始变得明显。

一 常见病因

由沙眼衣原体感染所致，主要通过分泌物经手、毛巾、污水等传播。

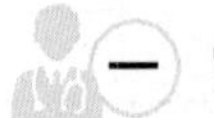

二 临床表现

1．急性期：自觉症状较重，有异物感、畏光、流泪、大量黏液或黏液脓性分泌物，常合并弥漫性角膜上皮炎及耳前淋巴结肿大。

2．慢性期：自觉症状较轻，有的患者可无任何不适，少数有瘙痒感、异物感、烧灼感和干燥感及少量分泌物。

3．晚期：明显刺激感，视力减退，甚至失明。

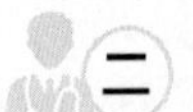

三 体格检查与实验室检查

早期结膜有浸润，同时发生角膜血管翳；晚期由于受累的睑结膜发生瘢痕，以致眼睑内翻畸形、倒睫，加重角膜的损害，视力下降严重甚至失明。

四 诊断与鉴别诊断

1．多数沙眼根据乳头、滤泡、上皮角膜炎、血管翳、角膜缘滤泡、Herbert小凹等特异性体征可以做出诊断。由于睑结膜的乳头增生和滤泡形成并非为沙眼所特有，因此早期沙眼有时只能初步诊断为“疑似沙眼”，要确诊需辅以实验室检查。

2．WHO要求诊断沙眼至少符合下述标准中的2条：

（1）上睑结膜5个以上滤泡。

（2）典型的睑结膜瘢痕。

（3）角膜缘滤泡或Herbert小凹。

（4）广泛的角膜血管翳。

五 治疗原则与用药

目前沙眼仍是我国的主要致盲性眼病。必须采取预防为主、防治结合的方针。

临床症状	对症用药
异物感、畏光、流泪	鱼肝油口服液、AD胶丸、维生素A滴剂
眼痒	萘非滴眼液、色甘酸钠滴眼液
眼干涩、眼疲劳、充血红肿	复方门冬维甘滴眼液、萘敏维滴眼液
眼部大量黏液或脓性分泌物	氧氟沙星滴眼液、氯霉素滴眼液、利福平滴眼液
伴淋巴结肿大	阿奇霉素胶囊、罗红霉素胶囊、氧氟沙星胶囊

类别	功能	具体用药
主药	抗菌消炎	阿奇霉素胶囊、罗红霉素胶囊、氧氟沙星胶囊
		氧氟沙星滴眼液、氯霉素滴眼液、利福平滴眼液、红霉素眼膏
辅药	滋阴降火，清肝明目	熊胆丸、夏桑菊颗粒、杞菊地黄丸
关联用药	补充营养素	蓝莓提取物、β胡萝卜素、鱼肝油软胶囊

如症状严重、眼睛发红、渗出明显，用药3日后仍无明显好转，建议到医院就诊。

六 专业关怀

1．沙眼病人应积极治疗。

2．养成良好的卫生习惯，不用手揉眼，毛巾、手帕要勤洗、晒干。

3．避免接触性传染，如托儿所、学校、工厂等集体单位应分盆、分巾或流水洗脸。加强理发室、浴室、旅馆等服务行业的卫生管理，严格执行毛巾、脸盆等消毒制度，并注意水源清洁。

第四节 白内障

白内障是一种常见眼病，表现为晶状体透明度降低或颜色改变所导致的光学质量下降的退行性改变。一旦出现晶状体浑浊，就会阻挡光线进入眼睛，感到视力模糊、怕光，所看到的物体变暗、变形，甚至失明。

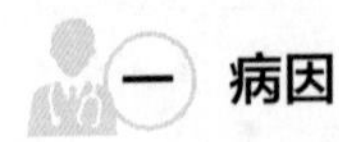

一 病因

晶状体老化是白内障常见的原因，多见于50岁以上老人，且发病率随着年龄的增加而增加；其他因素，如遗传、代谢异常、外伤、辐射、中毒和局部营养不良等也可致晶状体混浊，导致视力下降。

二 临床表现

1．视力减退：在强光下的视力反而不如弱光下的。晶状体浑浊明显时，视力可下降到仅有光感。

2．眼前阴影，看物料颜色较暗或呈黄色，甚至复视（双影），看物体变形等症状。

3．出现眩光和色觉改变。

4．视野缺损。

三　体格检查与实验室检查

散瞳后显微镜检查晶状体混浊。

四　诊断与鉴别诊断

1．诊断：根据主要症状、视力障碍及晶状体混浊的形态可明确诊断。

2．鉴别诊断：远视眼　表现为远视力正常而近视力差，无视力模糊，不会因光线明亮度有明显的视力改变，儿童患病常伴内斜视。显微镜检查无晶状体混浊。

五　治疗原则与用药

对于白内障的治疗目前尚无疗效肯定的药物。初发期可试用药物控制疾病的发展，如使用吡诺克辛钠滴眼液、苄达赖氨酸滴眼液等；成熟期视力还未明显受损之前接受白内障手术，可以大幅度减少致盲和低视力的发生率。

临床症状	对症用药
眼干涩	氯化钠滴眼液、玻璃酸钠滴眼液
眼痒	萘非滴眼液、色甘酸钠滴眼液
眼疲劳	复方硫酸软骨素滴眼液、复方门冬维甘滴眼液、萘敏维滴眼液
眼部充血红肿	氧氟沙星滴眼液、氯霉素滴眼液、珍珠明目滴眼液

类别	功能	具体用药
主药	减轻视力障碍	苄达赖氨酸滴眼液、吡诺克辛钠滴眼液
辅药	对症处理	杞菊地黄丸、明目地黄丸、羊肝明目片、石斛夜光丸
关联用药	支持眼部营养	β胡萝卜素、鱼肝油软胶囊、AD滴剂、多种维生素

六 专业关怀

1．白内障患者要多吃深绿色、新鲜的蔬菜，包括菠菜、青椒、绿色花椰菜等。平时多食鱼类，能保持正常的视力，延缓病情的进展。饮食宜含丰富的蛋白质、钙、微量元素等，其中硒对提高视力确有明显的作用。尽量避免食用油炸食品、含乳糖丰富的乳制品等。

2．举目远眺，或做眼保健操。

3．戒烟，注意精神调摄，保证充足的睡眠，及时缓解疲劳。

4．注意个人用眼卫生，保持眼睛周围清洁。

5．积极防治慢性病，包括眼部的疾患及全身性疾病，尤其是糖尿病最易并发白内障，要及时有效地控制血糖，防止病情进一步发展。

第五节 睑腺炎（麦粒肿）

睑腺炎又称麦粒肿，俗称针眼，是睫毛毛囊或其附属皮脂腺或睑板腺的急性化脓性炎症。睑腺炎分为外睑腺炎和内睑腺炎。症状包括：眼睫毛底部周围的眼睑出现带有黄头的脓头，脓头周围的眼睑皮肤肿胀、发炎，疼痛或触痛。数日后脓头破裂，脓排除后症状逐渐好转而痊愈。

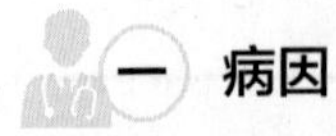

一 病因

细菌感染，多为金黄色葡萄球菌。

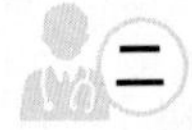

二 临床表现

1．局部红肿、充血和触痛，近睑缘部位可触到硬结。2~3日后，可形成黄色脓点。

2．儿童、老年人或患有糖尿病的患者，由于体质差，抵抗力差，症状严重时，可出现发热、寒战、头痛等全身症状。

3．内、外睑腺炎的临床表现见下表。

外睑腺炎（睑缘疖，俗称“针眼”）	内睑腺炎（又称睑板炎，俗称“偷针眼”）
红肿明显，疼痛较轻	眼睑红肿轻，疼痛较剧烈
出现在毛囊根部或附属皮脂腺	出现在眼睑里面，为睑板腺感染

三　体格检查与实验室检查

一般体检无明显异常，重者患侧耳前可触及淋巴结肿大，并有压痛，必要时可行细菌培养来确定致病细菌。

四　诊断与鉴别诊断

1．患处红、肿、热、痛，有明显压痛和硬结，可触及。

2．起病数日后，局部皮肤（外睑腺炎）或睑板面（内睑腺炎）出现脓点，硬结软化，可自行破溃排脓，疼痛缓解，红肿逐渐消退。

五　治疗原则与用药

无论内睑腺炎、外睑腺炎，切忌挤压。初期局部湿热敷，以促进脓液吸收，轻症可在热敷后完全消失。在入睡前可涂金霉素眼膏、红霉素眼膏等。

临床症状	对症用药
红、肿、痛	氯霉素滴眼液、环丙沙星滴眼液、氧氟沙星滴眼液
分泌物多	利福平滴眼液
伴淋巴结肿大	阿奇霉素胶囊、罗红霉素胶囊、氧氟沙星胶囊

类别	功能	具体用药
主药	抗细菌	阿奇霉素片、罗红霉素片、洛美沙星滴眼液、氯霉素滴眼液、氧氟沙星滴眼液、环丙沙星滴眼液、熊胆滴眼液、金霉素眼膏、红霉素眼膏
辅药	清热解毒	连翘败毒丸、牛黄解毒丸、银翘解毒丸、清火片、炎可宁片、夏桑菊颗粒
关联用药	排出毒素	大蒜素、芦荟软胶囊

六 专业关怀

1．禁止挤压患处，以免炎症向眶内扩散导致严重后果。外睑腺炎化脓后如任其自破排脓，常因瘢痕收缩而引起眼睑变形、外翻、上下睑裂闭合不全等后遗症，应引起注意。

2．注意饮食结构调整，对于青少年应避免进食高脂、高糖及刺激性食物，如大蒜、花椒、辣椒等，多吃新鲜蔬菜、水果，保持大便通畅。

3．保持眼部清洁，避免揉眼和粉尘污染。

4．注意休息，不熬夜，不要使眼睛过度疲劳。

第六节 近视眼

近视眼，就是眼在调节放松状态下，平行光线经眼球屈光系统后聚焦在视网膜之前，临床表现为远距离视物模糊，近距离视力好，近视初期常有远距离视力波动，注视远处物体时眯眼。由于看近物时不用或少调节，易引起外隐斜或外斜视。本病中医称为瞳神紧小症。

一 病因

1．内因：遗传素质、发育因素。

2．外因：经常不正确的用眼，睫状肌持续收缩、痉挛，日久形成。

二 临床表现

看远处的事物模糊，看近处的事物清晰。近视初期常有远距视力波动，注视远处事物时眯眼。由于看近物时不用调节或少用调节，所以易引起外隐斜视或外斜视。

三 体格检查与实验室检查

1．常见眼球突出体征。

2．视力检查。

3．眼底检查。

四 诊断与鉴别诊断

1．诊断：

（1）具有视力疲劳，视力下降的典型症状。

（2）视力检查　-3.00D以内者，称为轻度近视眼。-3.00D～-6.00D者为中度近视眼。-6.00D以上者为高度近视眼。

（3）结合眼底检查明确诊断。

2．鉴别诊断：青光眼　是因眼内压调节功能发生障碍，使眼压异常升高，视功能障碍，并伴有视网膜形态学变化的疾病。因瞳孔多少带有青绿色，故有此名。临床表现为伴有角膜周围充血、瞳孔散大、眼压升高、视力急剧减退、视野变窄，以及头痛、恶心呕吐等症状。常见于中壮年。眼压升高是诊断青光眼的重要依据。

五　治疗原则与用药

验光配镜，必要时可选择屈光性角膜手术。避免用眼过度，每用眼1 h应休息10 min。平时内服补肾养肝，清肝明目的药物。

临床症状	对症用药
眼干涩	氯化钠滴眼液、玻璃酸钠滴眼液
眼痒	萘非滴眼液、色甘酸钠滴眼液
眼疲劳	复方硫酸软骨素滴眼液、复方门冬维甘滴眼液、萘敏维滴眼液
眼部充血红肿	氧氟沙星滴眼液、氯霉素滴眼液、萘敏维滴眼液

类别	功能	具体用药
主药	清肝明目	夏桑菊颗粒、熊胆丸；菊花、枸杞等中药泡茶饮用
	缓解视力疲劳	萘敏维滴眼液、复方门冬维甘滴眼液、珍珠明目滴眼液
辅药	对症处理	清火片、杞菊地黄丸
关联用药	营养支持	β胡萝卜素、鱼肝油软胶囊、AD滴剂

六 专业关怀

1．要有良好的照明条件，学习时眼与书本的距离保持在30～35 cm，学生座位要定期调换。

2．防止用眼过度，注意眼睛的保健。用眼1 h，必须放松5 min，不要揉眼睛，应闭目，或极目远眺，松弛调节，可以预防近视。不要在阳光直射下或暗处看书，不要躺着、趴着或走动、乘车时看书。

3．建立眼保健操制度，定期检查视力，对视力低下者应及时采取有效措施。

4．必须注意个人用眼卫生，保持眼睛周围清洁。

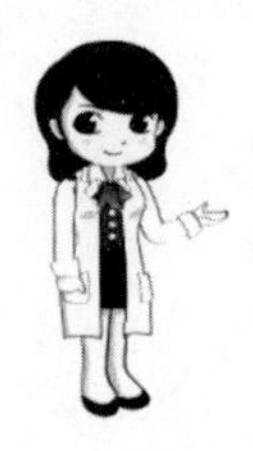

第十八章

耳鼻科常见疾病

第一节 分泌性中耳炎

分泌性中耳炎，以传导性耳聋及鼓室积液为主要特征的中耳非化脓性炎性疾病，冬春季多发，是儿童和成人常见的听力下降原因之一。本病可分为慢性和急性两种。急性分泌性中耳炎病程迁延6～8周，中耳炎症未愈者就可称为慢性分泌性中耳炎；慢性分泌性中耳炎亦可缓慢起病或由急性分泌性中耳炎反复发作，迁延转化而来。

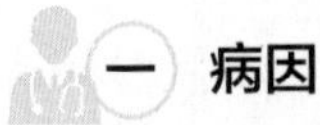

一 病因

1．咽鼓管功能障碍，机械性阻塞。

2．中耳局部感染，变态反应。

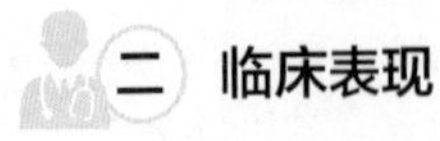

二 临床表现

1．听力减退、自听增强。

2．急性者可有隐隐耳痛，常为患者的第一症状，可为持续性，亦可为抽痛；慢性者耳痛不明显。

3．耳鸣多为低调间歇性，如噼啪声，嗡嗡声及流水声等。

4．耳闷，表现为患耳周围皮肤阻塞感，耳内闭塞或闷胀感（按压耳屏后可暂时减轻）。

三 体格检查与实验室检查

1．耳镜检查：鼓膜活动受限，鼓室黏膜血管扩张，通透性增加，淡黄色稀薄液体漏出，形成鼓室积液。

2．听力检查：早期仅有传导性听力障碍，严重者则有轻度至重度混合型听力障碍，更严重者也可能全聋。

3．CT扫描：可见中耳系统气腔有不同程度密度增高。

四 诊断与鉴别诊断

根据病史和临床表现，结合听力检查结果，诊断一般不难。诊断性鼓膜穿刺术可以确诊。

五 治疗原则与用药

1．急性期全身应用足量、敏感抗生素。

2．单纯型以局部用药为主，可用抗生素水溶液或抗生素与类固醇激素类药物混合液，如0.25%氯霉素液、氯霉素可的松液、氧氟沙星滴耳液等外用。

局部用药应注意：①用药前先清洗外耳道及中耳腔内脓液。②脓量多时用水剂，量少时可用硼酸酒精。

临床症状	对症用药
耳内流脓、恶臭	3%过氧化氢清洗外耳道及中耳腔内脓液，再用棉花签拭净
耳痒、耳痛	外用氧氟沙星滴耳液、洛美沙星滴耳液
中耳感染	内服阿莫西林、头孢拉定、氧氟沙星、阿奇霉素
耳鸣、听力下降	耳聋左慈丸、知柏地黄丸

类别	功能	具体用药
主药	内服抗菌	阿莫西林、炎可宁片
	外用抗菌	盐酸环丙沙星滴耳液、氧氟沙星滴耳液
辅药	对症处理	耳聋左慈丸、知柏地黄丸
关联用药	营养支持	大蒜精胶囊、成人复合维生素

病情严重者建议到医院就诊。

六 专业关怀

1．注意休息，保证睡眠，保持周围环境的安静，积极防治感冒。

2．注意室内空气流通，保持鼻腔通畅。积极治疗鼻腔疾病，擤鼻涕不能用力和同时压闭两只鼻孔，应交叉单侧擤鼻涕。

3．中耳炎患者不宜游泳。淋浴、洗发时防止水液侵入。注意保持外耳道的洁净与干燥。

4．航空中预防中耳炎的防护，飞机起飞或下降时，可吃零食，做吞咽、软腭运动、下颌活动等动作来减少患病概率。

第二节 过敏性鼻炎

过敏性鼻炎又称变态反应性鼻炎，是发生在鼻黏膜的变态反应性疾病，以鼻痒、打喷嚏、鼻分泌亢进、鼻黏膜肿胀等为其主要特点，常伴有鼻窦的变态反应性炎症。

一 病因

主要病因有家族遗传、过敏性体质、接触过敏原。

二 临床表现

以鼻痒、阵发性喷嚏、大量清水样鼻涕和鼻塞为主要症状。

1．喷嚏、鼻痒、流涕和鼻塞等症状。

2．打喷嚏以清晨和睡醒最严重，鼻腔发痒时，喷嚏连连，有时一连十多个，甚至几十个，随后流大量清水样鼻涕，并伴鼻塞、头昏、头痛等症状。

3．部分患者出现嗅觉减退

三 体格检查与实验室检查

1．鼻镜下检查：鼻黏膜苍白、充血或浅蓝色，鼻甲水肿，总鼻道及鼻腔底可见清涕或黏涕。

2．发作期间鼻腔分泌物涂片可见嗜酸性粒细胞增多，或可见较多嗜酸性粒细胞或肥大细胞。

3．鼻黏膜激发试验阳性。

四 诊断与鉴别诊断

1．诊断：本病具有典型的过敏史和临床症状，如喷嚏连连、鼻痒、流涕和鼻塞，能自行缓解或经治疗后消失。

2．鉴别诊断：

（1）鼻中隔歪曲或鼻甲肥大　患者的鼻塞常终年存在，多为单侧性，无鼻痒及明显季节性发作倾向。鼻窥镜检查可以明确诊断。

（2）药物性鼻炎　多因使用利福平及其他多种制剂，如神经节阻滞药、口服避孕药等，引起鼻塞和分泌物增多。

（3）慢性鼻炎　又称嗜酸性粒细胞性非过敏性慢性鼻炎，常年有症状，分泌物有大量嗜酸性粒细胞，常易伴发鼻息肉，或伴有感染性哮喘，其与过敏性鼻炎不同点是鼻充血及鼻甲肿胀明显，分泌物呈黏液样，抗组胺药疗效差，色甘酸钠及脱敏治疗无效。

（4）鼻窦炎　鼻塞，脓性鼻涕增多，嗅觉减退和头痛。

五 治疗原则与用药

避免接触过敏原，根据症状针对性用药，积极治疗并发症，如支气管哮喘、中耳炎（由于肿胀或水肿的鼻黏膜与咽鼓管黏膜相连续，咽鼓管黏膜也可以发生同样病变）、鼻窦炎等。

可通过加强营养、增强锻炼来改善体质。

临床症状	对症用药
鼻塞、鼻痒流涕、喷嚏	氯雷他定、盐酸西替利嗪、马来酸氯苯那敏、特非那定 丙酸氟替卡松喷鼻剂、布地奈德鼻喷雾剂

类别	功能	具体用药
主药	抗过敏药	氯雷他定、氯苯那敏、鼻炎康、通窍鼻炎
辅药	对症处理	滴通鼻炎水、呋麻滴鼻液、盐酸羟甲唑啉滴鼻水
关联用药	改善体质，增强抵抗力	蜂胶、葡萄籽软胶囊、氨基酸胶囊、维生素C、钙片

六 专业关怀

1．已知过敏原者，尽量避免接触过敏原；远离宠物，花开季节减少外出，尽量避免出入空气污浊的地方，并戴口罩加以防护。

2．不宜过多使用血管收缩性滴鼻剂；季节性的发作时，提前1周服药进行预防。

3．发作期间要注意保暖，不要骤然进出冷热悬殊的环境。

4．经常参加体育锻炼，坚持冷水洗浴，以增加机体抵抗力。

5．呋麻滴鼻液、盐酸羟甲唑啉滴鼻水滴药过频易致反跳性鼻充血，应严格按推荐用量使用。

第三节 鼻窦炎

鼻窦炎，是鼻窦黏膜的化脓性炎症，可分为急性和慢性两类，属于中医学“鼻渊”范畴。急性鼻窦炎多继发于急性鼻炎或感冒后，以鼻塞、脓性鼻涕多、头痛为主要特征，可伴发热及全身不适症状。慢性鼻窦炎常继发于急性鼻窦炎，因急性鼻窦炎反复发作而形成，以脓性鼻涕多为主要表现，可伴有轻重不一的鼻塞、头痛及嗅觉障碍。

一 病因

1．身体抵抗力下降，变态反应体质，如贫血、流感、麻疹、猩红热、白喉等均可诱发本病。

2．其他鼻腔疾病（如鼻息肉、变态反应性鼻炎、鼻腔异物或鼻腔肿瘤）可引起鼻窦炎。

3．外伤骨折、污水进入鼻窦内、鼻腔内填塞物置留时间过久，以及高空飞行迅速下降导致窦腔与外界形成相对的负压，将鼻腔分泌物吸入鼻窦等。

二 临床表现

1．鼻窦炎常见症状：鼻塞、流脓涕、头痛等，或伴有嗅觉障碍。

2．急性鼻窦炎：畏寒、发热、食欲减退及全身不适症状。

3．慢性鼻窦炎：全身症状轻重不等，常见精神不振、易倦、记忆力减退、注意力不集中。

三 体格检查与实验室检查

1．鼻窦（额窦、上颌窦、筛窦和蝶窦）部位单侧或双侧有压痛感。

2．鼻镜或鼻内镜检查可见鼻黏膜充血肿胀，中鼻道有脓性分泌物，各相应鼻窦区有压痛。

3 鼻窦X线摄片或CT检查有助于诊断。

四 诊断与鉴别诊断

根据病史、体格检查、影像学和（或）实验室检查结果进行综合分析。

五 治疗原则与用药

1．急性鼻窦炎：注意休息；全身应用抗生素，局部用收敛药，如1％麻黄碱滴鼻；外敷或用红外线局部照射；头痛剧烈者用镇静止痛药。

2．慢性鼻窦炎：局部治疗为主，可选用血管收缩剂，常用1％麻黄碱、萘甲唑啉滴鼻等。联合应用激素药，如丙酸倍氯米松气雾剂、布地奈德鼻喷雾剂、丙酸氟替卡松鼻喷雾剂等。应注意萘甲唑啉不宜长期使用，以免发生药物性鼻炎。

3．中医辨证分型用药：

临床症状	对症用药
肺经风热：鼻塞，流黄涕、量多，发热恶寒，头痛，咽喉不利	鼻渊胶囊、香菊片、鼻渊舒口服液
胆府郁热：鼻塞，黄浊涕黏稠如脓样、有臭味，嗅觉差，头痛及患处疼痛剧烈，发热，口苦咽干，烦躁	龙胆泻肝丸、藿胆丸、鼻咽清毒冲剂、鼻炎康片
脾经湿热：鼻涕黄而量多，鼻塞重而持续，嗅觉差并见发热，头重如裹，体倦肢重，胸闷腹胀，食欲不振，小便黄赤	平胃散合用藿香清胃胶囊
肺脾气虚：鼻塞较重，鼻涕黏白或黄稠量多，嗅觉差，头晕头胀，短气乏力，咳嗽痰白，食少腹胀，便溏	通窍鼻炎片、参苓白术丸

续表

临床症状	对症用药
瘀热互结：鼻塞，流浊涕有腥臭味，量多色黄，不闻香臭，伴头痛、口干不欲饮	千柏鼻炎片、滴通鼻炎水

类别	功能	具体用药
主药	通鼻窍	鼻渊胶囊（口服液）、藿胆丸、鼻咽清毒颗粒、通窍鼻炎片
辅药	改善症状	鼻通宁滴剂、滴通鼻炎水、丙酸倍氯米松鼻喷雾剂、布地奈德鼻喷雾剂、丙酸氟替卡松鼻喷雾剂
关联用药	增强抵抗力	蜂胶胶囊、大蒜精胶囊

加强营养，增强体质，避免感冒。病情严重者建议到医院就诊。

六 专业关怀

1．注意鼻腔卫生，游泳时尽量头部露出水面，有牙病要彻底治疗。

2．加强体育锻炼，增强体质，不要过度疲劳。

3．保持室内空气流通，预防感冒，应避免直接吹风及阳光直射，平时可常做鼻部按摩。

4．禁烟、酒、辛辣食品。遵医嘱及时用药。

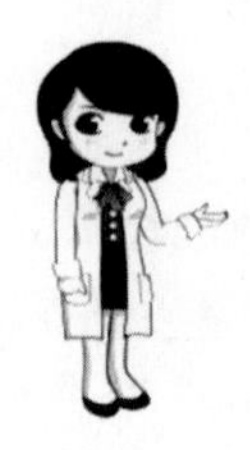

第十九章

咽喉口腔常见疾病

第一节 口腔溃疡

口腔溃疡，又称复发性口疮，是一种以周期性反复发作为特点的口腔黏膜局限性溃疡损害，有自愈性，可发生于口腔黏膜的任何部位，以唇、颊、舌部多见，严重者可以波及咽部黏膜。

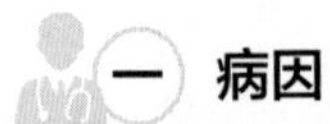

一 病因

1．细菌、病毒等微生物的感染。

2．营养不良、维生素及微量元素缺乏，如缺铁、叶酸、维生素B_{12}以及锌等。

3．消化系统疾病，如胃肠溃疡炎症、便秘、腹泻等疾病的影响。

4．内分泌失调，如工作劳累、精神紧张、情绪波动、神经功能紊乱失调等。

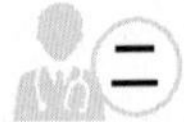

二 临床表现

1．口腔黏膜或舌有白色或黄色浅溃疡，灼痛或疼痛，遇刺激疼痛加剧等。

2．伴有口臭、口干、尿黄、大便干结等症状。

3．疼痛严重者，有坐卧不宁、寝食不安、情绪低落等症状。

三　体格检查与实验室检查

表面覆盖灰白或蓝色假膜溃疡，周围充血，边界清楚，周围黏膜红而微肿，局部灼痛感觉明显。

四　诊断与鉴别诊断

1．诊断：“红、黄、凹、痛”四大特点（溃疡的周围会红肿，但溃疡本身一般是黄色的，凹形，通常比较疼痛）。

2．鉴别诊断：

（1）疱疹性口炎　是疱疹性病毒引起的疾病，易复发，可发于口腔黏膜任何部位，局部见成簇小水疱，壁薄、透明，不久溃破，形成浅表溃疡，溃破后可引起大面积的糜烂，并造成继发性感染。通过飞沫传播。

（2）手足口病　是一种常见的儿童疾病，由柯萨基病毒A11型引起的以手、足部皮肤皮疹及口腔炎症为特征的一种传染病，多发生于4岁以下小儿，夏季多见，通过呼吸道传染。

五　治疗原则与用药

中西药联合用药，结合局部用药治疗，愈后加强体质调整。

临床症状	对症用药
溃疡	醋酸地塞米松粘贴片、蜂胶口腔膜
伴有头顶部痛、头晕、目眩、易怒、口苦等	龙胆泻肝丸
伴口臭、口干、尿黄、大便干结等	清热消炎宁胶囊、清火片、黄连上清片
反复发作，绵延不断	玄麦甘桔颗粒、知柏地黄丸、口炎清颗粒

类别	功能	具体用药
主药	改善症状	复方苯佐卡因凝胶、西瓜霜喷剂、喉风散、锡类散、口腔溃疡含片、甲硝唑口颊片，氯己定含漱液
辅药	抗感染	阿莫西林胶囊、头孢克洛胶囊、阿奇霉素片
	滋阴降火	清热消炎宁胶囊、清火片、牛黄解毒片、黄连上清片、玄麦甘桔颗粒、知柏地黄丸
关联用药	增强抵抗力	维生素C咀嚼片、B族维生素片

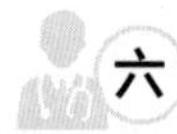

六 专业关怀

1．注意口腔卫生，每日彻底清洁口腔，然后局部涂药。

2．多休息、多饮水，清淡饮食，多吃新鲜果蔬，以营养丰富、新鲜清洁、无刺激性的流质饮食为主，禁食辛辣、刺激性食物，餐具应经常消毒。

第二节 牙周病

牙周病是指牙菌斑中的微生物所引起的牙支持组织（牙周组织）的慢性感染性疾病，包括仅累及牙龈组织的龈炎和波及深层牙周组织（牙周膜、牙槽骨、牙骨质）的牙周炎两大类。

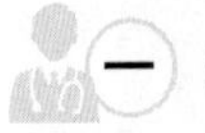

一 病因

牙周病是多因素疾病。局部因素中牙菌斑细菌、牙石、食物嵌塞等是牙周病最主要的病因；全身因素与营养代谢障碍、内分泌紊乱、自主神经功能紊乱等有关；此外，创伤、不良修复体的刺激也是病因之一。

二　临床表现

1．牙周病常开始于牙龈炎，牙龈肿胀、变红、出血，正常外形改变，龈缘糜烂或增生，咀嚼食物或刷牙时容易出血。食物易嵌塞，对温度敏感，口臭。

2．晚期深牙周袋形成后，牙齿松动，咀嚼无力或疼痛，甚至发生急性牙周脓肿。

三　体格检查与实验室检查

1．物理刺激牙龈易出血，患区牙龈充血水肿，牙周炎患者可探及牙周袋，牙齿呈不同程度的松动。

2．绝大多数牙周炎患者都伴有牙龈萎缩。

3．牙齿X线摄片检查。

四　诊断与鉴别诊断

1．诊断：

（1）牙龈红肿触痛或牙龈萎缩，刷牙或进食时出血。

（2）牙周袋形成、溢脓。

（3）牙齿松动、移位。

（4）牙槽骨吸收、高度降低、骨小梁减少或消失。

2．鉴别诊断：

（1）牙龈病　牙龈和龈乳头变圆钝，光亮、点彩消失，有龈袋形成，探诊易出血，局部有牙垢或牙结石存在。

（2）牙周炎　除龈炎的表现外，还有牙周袋形成；牙周袋内可有脓液溢出，牙齿不同程度松动；X线摄片可见牙槽骨呈不同程度吸收。

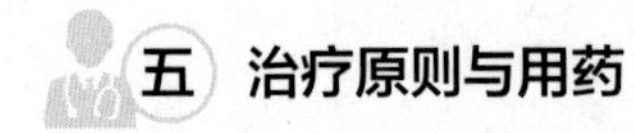

五 治疗原则与用药

临床症状	对症用药
牙龈发炎、红肿	卡巴克洛片、人工牛黄甲硝唑胶囊、甲硝唑布洛芬胶囊
出血	维生素C、卡巴克洛片
疼痛	精氨酸布洛芬颗粒（司百得®精氨酸布洛芬颗粒）、对乙酰氨基酚缓释片、复方延胡索喷雾剂
口臭	养阴口香合剂、藿香清胃胶囊
口舌生疮	清火片、牛黄解毒片

类别	功能	具体用药
主药	消炎止痛	精氨酸布洛芬颗粒（司百得®精氨酸布洛芬颗粒）、丁细牙痛胶囊、齿痛消炎灵颗粒、人工牛黄甲硝唑胶囊、甲硝唑布洛芬胶囊
辅药	清热降火	清火片、牛黄解毒片、养阴口香合剂、藿香清胃胶囊
关联用药	修复牙周	维生素B胶囊、含生物溶菌酶牙膏

补充含有丰富维生素C的食品，可调节牙周组织的营养，有利于牙周炎的康复。平常牙龈易出血的人，应到医院查明出血原因。

六 专业关怀

1．注意口腔卫生，晨起及睡前刷牙、饭后漱口，掌握正确的刷牙方法。

2．定期进行口腔保健检查，出现牙龈出血应及早重视。

3．软饮料，如冰茶、可乐、柠檬汽水等碳酸饮料，均会对牙齿造成不同程度的伤害。

4．刚吃完酸性食物的时候，例如柠檬、西柚汁等，不要马上刷牙，酸性液体容易使牙齿表面的釉质软化，此时刷牙容易破坏牙釉质，导致牙齿损耗。应先漱口，过一段时间后再刷牙。

5．尽早拔除过于松动的没有保留价值的患齿。

第三节 慢性咽炎

慢性咽炎是一种常见病，为咽部黏膜、黏膜下及淋巴组织的弥漫性咽黏膜慢性炎症，常为上呼吸道慢性炎症的一部分。临床表现为咽部异物感、痒感、灼热感、干燥感或微痛感，常有黏稠分泌物附着于咽后壁，使患者晨起时出现频繁的刺激性咳嗽，伴恶心。多发于成年人，病程长，症状顽固，较难彻底愈合。

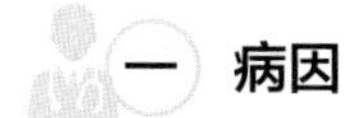

一 病因

1．因屡发急性咽炎未能彻底治愈而转成慢性、长期粉尘或有害气体刺激、烟酒过度或其他不良生活习惯、鼻窦炎分泌物刺激、过敏体质或身体抵抗力减低等。

2．为贫血、消化不良、长期便秘、支气管炎、哮喘、肝脏病变及糖尿病等某些全身性疾病的局部表现。

3．职业因素，多发于用嗓音工作者，如教师、演员等。

二 临床表现

1．一般无明显全身症状。有咽部异物感、痒感、灼热感、干燥感或微痛感。

2．常有黏稠分泌物附着于咽后壁，使患者晨起时出现频繁的刺激性咳嗽，伴有恶心。

3．无痰或仅有颗粒状藕粉样分泌物咳出、萎缩性咽炎患者有时可咳出带有臭味的痂皮。

三 体格检查与实验室检查

1．慢性单纯性咽炎，表现为咽部黏膜慢性充血。

2．肥厚性咽炎，主要表现为咽部黏膜充血肥厚，黏膜下有广泛的结缔组织及淋巴组织增生。

3．慢性萎缩性咽炎，主要表现为黏膜层及黏膜下层萎缩变薄，咽后壁有痂皮附着，分泌减少。

四 诊断与鉴别诊断

上述临床表现、体格检查与实验室检查有一项满足即可诊断。

五 治疗原则与用药

临床症状	对症用药
咽部痒感，灼热感	复方氯己定含漱液、复方硼砂溶液等漱口液漱口，或者碘甘油涂于咽壁
咽部发炎	乙酰吉他霉素含片、西地碘含片
伴疼痛	布洛芬、对乙酰氨基酚
伴感染	头孢拉定、阿莫西林

对于肥厚增生性咽炎，可采用激光、微波、冷冻等方法。

类别	功能	具体用药
主药	清热利咽，宽胸润喉	咽炎片、清喉利咽颗粒、牛黄益金片、利咽解毒颗粒、清热利咽茶
辅药	改善症状	西地碘含片、含化上清片、银黄含片、草珊瑚含片、西瓜霜清咽含片
	清咽润喉	金银花、麦冬、胖大海、冬凌草、生甘草各等份，开水冲泡频服
关联用药	增强抵抗力	蜂胶胶囊、大蒜精胶囊、维生素C、维生素B

六 专业关怀

1．坚持早晚刷牙，注意口腔卫生。

2．加强身体锻炼，增强体质，预防呼吸道感染，忌烟酒。

3．积极治疗咽部周围器官疾病。治疗慢性咽炎不要滥用抗生素，应纠正张口呼吸的不良习惯。

4．保持室内合适的温度和湿度，空气新鲜。保持心情舒畅，避免烦恼忧郁。

5．饮食宜清淡。多食具有酸、甘、滋阴的食物，如水果、新鲜蔬菜、橄榄等；多食含胶原蛋白的食物，如猪蹄、猪皮、蹄筋等，有利于慢性咽炎损伤部位的修复，并消除呼吸道黏膜的炎症。

皮肤性病学

常见疾病

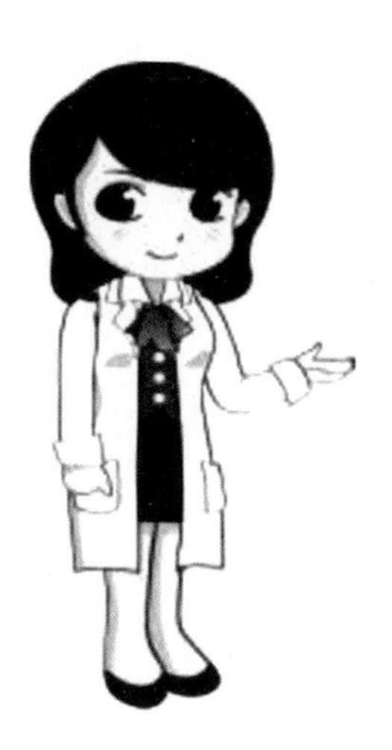

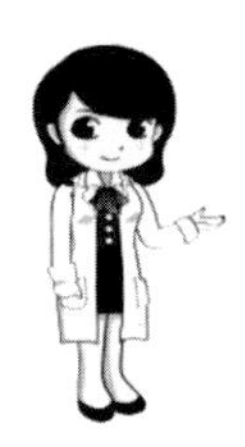

第二十章

感染性皮肤病

第一节 单纯疱疹

单纯疱疹是一种由单纯疱疹病毒感染所致的急性疱疹性疾病，中医称为热疮。好发于局部如皮肤、口腔黏膜、眼角膜等处，也可引起全身性感染。本病一般可自愈，亦可复发。

一 病因

1．单纯疱疹病毒可以通过与感染病人接吻或共用食用器皿、毛巾、剃须刀等传播。

2．正常人群有半数左右为病毒携带者，经口、鼻、分泌物或粪便排出病毒而成为传染源。

3．单纯性疱疹病毒在人体内不产生永久免疫力，抵抗力减弱时，如呼吸道疾病、胃肠功能紊乱、月经期、过度疲劳等，病毒活跃则易发本病。

二 临床表现

1．Ⅰ型疱疹病毒引起的疱疹好发于颊内、口唇、眼睑、鼻周等皮肤及皮肤黏膜交界处；Ⅱ型疱疹病毒引起的疱疹则常见于外生殖器。

2．发病初期为皮肤发红、发痒、有烧灼感，随后出现单个或成簇分布的粟粒至绿豆大小水疱，壁薄，疱液清亮，逐渐混浊或破溃，后结痂，至痂皮脱落而愈，局部留有暂时性色素沉着。病程1～2周，易于同一部位复发。

3．有继发感染，则出现红肿、疼痛、相应淋巴结肿大、发热、寒战等症状。

三 诊断与鉴别诊断

1．诊断：根据皮损的特征性症状（簇集性水泡），好发于皮肤及皮肤黏膜交界处等特点，一般可作出诊断。无继发感染一般不做辅助检查。

2．鉴别诊断：

（1）面部带状疱疹　皮疹沿三叉神经或面神经的分支分布，基底炎症明显，呈带状排列，伴有神经痛。

（2）脓疱疮　散在性脓疱，周围红晕，有黄色结痂。多见于儿童暴露部位，夏秋季节多见。

四 治疗原则与用药

本病约2周可自愈。治疗原则为缩短病程，防止继发细菌感染和全身播散，减少复发和传播机会。外用药以局部干燥、收敛和预防感染为主。有高热、寒战、局部疼痛难忍者，建议到医院诊治。

临床症状	对症用药
水泡、破溃、结痂	利巴韦林、阿昔洛韦、喷昔洛韦等
渗出、脓疱	过氧化氢溶液等
反复发作	转移因子等内服

类别	功能	具体用药
主药	抗病毒	阿昔洛韦软膏、喷昔洛韦软膏、伐昔洛韦片、阿昔洛韦片、板蓝根颗粒、抗病毒口服液
辅药	辅助治疗，缓解症状	过氧化氢溶液
关联用药	提高抵抗力	维生素C、复合维生素B、转移因子口服液、大蒜素

五 专业关怀

1．保持口腔、面部等皮肤黏膜清洁。

2．勤洗手，注意公共卫生，尤其周围有疱疹患者时，注意避免交叉感染。

3．清淡饮食，多饮水，忌食辛辣刺激性食物。

4．注意休息，防止过度疲劳；彻底治疗原发疾病。

5．忌用糖皮质激素类软膏，以防病情加重；有继发感染时可用抗生素，但不宜久用。

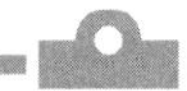

第二节 疖疮

疖疮是指毛囊深部及其所属皮脂腺的急性化脓性感染，炎症常扩展到皮下组织，致病菌多为金黄色葡萄球菌。常发生于毛囊和皮脂腺丰富的部位，如颈、头、面部、背部、腋部、腹股沟部、会阴及小腿。

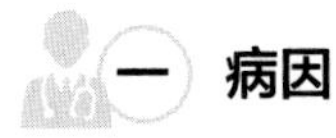

一 病因

1．多汗、搔抓、卫生习惯不良，环境温度高等外界因素可导致疖疮。

2. 抵抗力降低的肾病及糖尿病患者，因其疾病因素导致疖疮。

二 临床表现

初起时有红、肿、痛的小结节，以后逐渐肿大隆起，结节中央组织化脓变软，有波动感，顶部出现黄白色小脓栓，红、肿、痛的范围增大。然后脓头会自行破溃，排出脓液和坏死组织，炎症逐渐消失而痊愈，愈后不留瘢痕，病程1～2周。一般无明显的全身症状，但若发生在血液循环丰富的部位或机体抵抗力下降时，可引起畏寒、发热、头痛、厌食等全身毒血症状。

三 体格检查与实验室检查

1. 若有发热，外周血象检查白细胞和中性粒细胞会有明显增多。

2. 反复多发者可做脓液细菌培养和空腹血糖检测，以确定有无原发疾病。

四 诊断与鉴别诊断

1. 诊断：根据发病原因、皮损表现及相关检查可以诊断。

2. 鉴别诊断：

（1）痤疮　痤疮轻度感染时，有红、肿、痛，但病变小，顶端有点状凝脂。

（2）皮脂囊肿　皮脂囊肿感染时有红、肿、痛，但未感染时为圆形无痛性肿物，表皮如常。

（3）痈　痈有红、肿、痛，但同时有多个毛囊感染，病变范围较疖疮大。

五 治疗原则与用药

早期促使炎症消退，化脓后及早排净脓液，及时消除全身性不良反应，面部疖疮切忌挤压或挑刺，以免扩散至颅内，肿胀范围较大或有明显全身症状者，应给以全身抗生素治疗或建议到医院诊治。

临床症状	对症用药
初起红肿、小脓疱	碘伏涂擦消毒，鱼石脂软膏、氧氟沙星软膏、红霉素软膏等消炎
脓疱溃破、脓肿较大	切开排脓（医院处理），后用氧氟沙星软膏、洛美沙星软膏等
畏寒，发热，疼痛	头孢菌素类、大环内酯类抗生素及清热解毒类中药内服

类别	功能	具体用药
主药	对症治疗	氧氟沙星软膏、洛美沙星软膏、龙珠软膏
	消炎疗疮	碘伏、炉甘石洗液、中药金银花、蒲公英等煎水外洗
辅药	口服杀菌	头孢克洛胶囊、阿奇霉素片
	清热解毒	蒲地兰消炎片、清热消炎宁胶囊、一清胶囊
关联用药	增强机体抵抗力	复合维生素B、维生素C、大蒜素

六 专业关怀

1．注意皮肤清洁，保持个人卫生，尤其是夏秋季，幼儿尤应注意。用金银花、野菊花煎汤代茶喝。疖疮周围皮肤保持清洁，并用75%乙醇溶液涂抹，以防止感染扩散到附近的毛囊。

2．对未成熟的疖疮和面部疖疮、有全身症状的疖疮不应随意挤压，特别是上唇周围、鼻及鼻侧的“危险三角区”内的疖疮，以免引起感染扩散。并注意休息，补充维生素，适当增加营养。

第三节 手足癣

手足癣是皮肤癣菌侵犯手、足皮肤而引起的浅部真菌感染。手癣俗称“鹅掌风”，足癣俗称“香港脚”或“脚气”。足癣的发生率远高于手癣，一般夏季重，冬季轻，常反复发作。

一 病因

主要通过接触传染，如使用患者的鞋、袜、手套，不良的卫生习惯，长期处于潮湿的环境等，都会传染或加重症状。中医认为本病由湿热因素引起。

二 临床表现

1．鳞屑水疱型：最常见，以水疱脱屑瘙痒为主，常于趾间、足跖及其侧缘反复出现针头大小丘疱疹及疱疹，疱壁厚而发亮，红肿瘙痒，不易破裂；撕去疱壁露出蜂窝状基底及鲜红的糜烂面，疱干后脱屑，反复发生。病情稳定时，以瘙痒脱屑为主。

2．浸渍糜烂型：以糜烂、渗液、瘙痒为主，常见于第四、第五趾间。皮肤角质层浸渍、发白、松软、易剥脱，露出红色糜烂面，或有渗液，感觉瘙痒，多汗。本型易继发感染，并发急性淋巴管炎、淋巴结炎和丹毒等。

3 角化过度型：以角化干裂为主，常见于足跟、足跖及其侧缘。角质层增厚、粗糙、脱屑、干燥。冬季易发生皲裂。本型常发生于病期较长、年龄较长患者。

4．儿童手足癣：多为鳞屑水疱型，易化脓并发感染。

三 诊断与鉴别诊断

1．诊断：根据主要症状即可明确诊断，真菌检测可以明确菌种。

2．鉴别诊断：湿疹 一种常见的由多种内外因素引起的表皮及真皮浅层的炎症性皮肤病。其特点为自觉剧烈瘙痒，皮损多形性，对称分布，有渗出倾向，慢性病程，易反复发作。

四 治疗原则与用药

保持患处皮肤干爽通气，及时彻底治疗，预防复发。有继发感染者可口服或外用抗生素治疗。儿童不宜使用刺激性过大的药物，并避免口服抗真菌药。

临床症状	对症用药
水疱，皮屑	酮康唑、咪唑类、复方水杨酸等
糜烂，渗出，瘙痒	盐酸特比萘芬乳膏（丁克®盐酸特比萘芬乳膏）、盐酸特比萘芬喷雾剂（丁克®盐酸特比萘芬喷雾剂）、消炎癣湿软膏、咪唑类、联苯苄唑
皮肤增厚、干燥、皲裂	盐酸特比萘芬乳膏（丁克®盐酸特比萘芬乳膏）、盐酸特比萘芬喷雾剂（丁克®盐酸特比萘芬喷雾剂）、咪唑类霜或软膏、复方苯甲酸软膏、尿素软膏等

类别	功能	具体用药
主药	抗真菌	儿童建议到医院就诊
		盐酸特比萘芬乳膏（丁克®盐酸特比萘芬乳膏）、盐酸特比萘芬喷雾剂（丁克®盐酸特比萘芬喷雾剂）、曲安奈德益康唑乳膏、酮康他索乳膏、曲咪新乳膏、消炎癣湿软膏、联苯苄唑、硝酸咪康唑
辅药	辅助治疗，缓解症状	足光粉、复方水杨酸溶液
	清热除湿	清热利湿颗粒、湿毒清片
关联用药	增强体质，提高抵抗力	维生素C咀嚼片、B族维生素片、大蒜素

五 专业关怀

1．保持手足部皮肤干燥与清洁，避免交叉感染，勿搔抓患处，以免鳞屑飞扬，传染他人或自身手部传染。

2．减少化学性、物理性、生物性物质对手足皮肤的不良刺激，少饮刺激性饮料，如浓茶、咖啡、酒类等。

3．手脚癣都比较顽固，传染性比较强，必须彻底治疗。症状消失后，要继续间歇性治疗1～2个月，以防复发。

4．家庭成员中有患手足癣者要同时治疗，以消除感染源。

第四节 头皮糠疹

一般指头皮单纯糠疹，又称干性皮脂溢出，是皮脂腺分泌功能亢进所致的皮脂分泌过多，主要表现为头皮和头发多脂、油腻，鳞屑增多。头部弥漫性、灰白色、油腻性、糠秕状鳞屑，常伴有瘙痒。头皮通常无明显炎症。呈慢性病程，逐渐加重，久之头发脱落、稀疏。部分患者头部皮屑可检测到卵圆形糠秕孢子菌。

一 病因

确切病因及发病机制尚不完全明确，可能是多因素的影响所致。雄性激素水平增高可能是皮脂分泌增多的主要原因，也与年龄、性别有关。临床上可见家族性分布的特点，有一定的遗传倾向。某些神经系统疾患，如帕金森病的疾病进展期，皮脂分泌水平可高于正常2倍。Down综合征、动脉硬化、肾上腺肿瘤、癫痫、糖尿病及某些乳腺癌患者的皮脂分泌可明显增加。

二 临床表现

头部弥漫性、灰白色、油腻性、糠秕状鳞屑，常伴有瘙痒。头皮通常无明显炎症。呈慢性病程，逐渐加重，久之头发脱落、稀疏。部分患者头部皮屑可检测到卵圆形糠秕孢子菌。

三 诊断与鉴别诊断

好发于青壮年，症状典型，易于诊断。

四 治疗原则与用药

功能	具体用药
杀菌止痒	2%酮康唑洗液、2.5%二硫化硒洗液
维生素补充	维生素B_2、复合维生素B

五 专业关怀

1．保持良好的生活习惯，拥有充足的睡眠和愉快的心情。

2．限制过多摄入动物类脂肪、糖及刺激性食物。

3．使用碱性较强的洗发剂会刺激皮脂腺分泌，宜使用中性或酸性洗发剂。

4．保持头发的适当干燥和疏松，温水洗头，减少洗头次数。

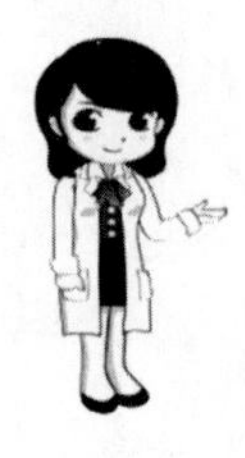

第二十一章

寄生虫、皮炎和湿疹性皮肤病

第一节 疥疮

疥疮是由于疥螨寄生于皮肤引起的传染性皮肤病，疥疮的体征是皮肤剧烈瘙痒（晚上尤为明显），皮疹多发于皮肤皱褶处，特别是阴部。疥螨离开人体能存活2～3日。本病主要通过接触传染，且传染性很强，在家里或集体宿舍中都可以相互传染。

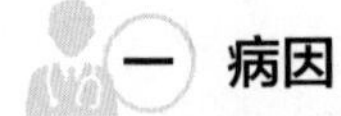

一 病因

1．通过密切接触传染。

2．使用患者用过的物品也可间接传染。

二 临床表现

1．发病部位：疥疮多发病于指缝、手腕、肘窝、腋窝、妇女乳房、脐周、腰部、下腹部、股内侧、外生殖器及臀部等皮肤薄嫩部位，头面、掌跖部不易受累，但婴幼儿例外。

2．皮疹症状：疥疮皮肤刺痒，皮损多对称，表现为丘疹、丘疱疹及隧道样病变。丘疹或丘疱疹约小米粒大小，淡红色，多见于指缝、腕部等处；隧道为灰白色或浅黑色浅纹，弯曲微隆起，末端可有丘疹和小水泡，隧道多因搔抓等原因而不典型。

3．皮痒特点：疥疮白天稍轻，夜晚加重。

三 体格检查与实验室检查

1．皮损主要为红色丘疹、丘疱疹、小水疱、隧道、阴囊结节；由于搔抓，会出现抓痕、结痂、湿疹样变，甚至血迹斑斑。

2．在隧道顶部查到疥螨。

四 诊断与鉴别诊断

1．诊断：

（1）根据疥螨接触传染史，好发部位有丘疹、水疱及隧道，阴囊瘙痒性结节，夜间瘙痒加剧等，不难诊断。

（2）镜检可找到疥螨或卵。

2．鉴别诊断：

（1）皮肤瘙痒病　无原发疹，发无定处，指间罕见。

（2）丘疹性荨麻疹　无特殊好发部位，皮疹呈梭形风团丘疹或风团水疱。

（3）虱病　损害以抓痕为主，指缝间无皮疹，衣缝处容易查到虱子及其虫卵。

五 治疗原则与用药

临床症状	对症用药
瘙痒	外用硫软膏，内服盐酸西替利嗪、氯雷他定胶囊、氯苯那敏
细菌感染	伊维菌素

类别	功能	具体用药
主药	杀虫止痒	硫软膏、林旦乳膏、克罗米通乳膏
	口服止痒	盐酸西替利嗪、氯雷他定胶囊、氯苯那敏
辅药	抗菌消炎	头孢拉定、罗红霉素、阿奇霉素、伊维菌素（有感染时可使用）
关联用药	增强免疫力	复合维生素B、大蒜素

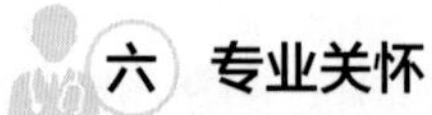

六 专业关怀

1．患者用过的衣服、被褥、鞋、袜、帽子、枕巾应彻底消毒，煮沸，或用药水浸泡，或洗净晒干停放15日后再使用。

2．在单位、集体或家庭中一旦发现疥疮，应尽早隔离并积极治疗，以防传播蔓延。

3．养成个人良好卫生习惯，出差住店要勤洗澡，注意换床单。

4．避免过度的搔抓，要及时剪指甲，以防通过搔抓感染脓疥。

5．搽药期间，不洗澡，不更衣，以保持药效，彻底消灭皮肤和衣服上的疥螨。

6．疗程结束后，换用清洁衣服。

第二节 皮肤过敏

皮肤过敏又称为“敏感性”皮肤病。主要是指当皮肤受到某种刺激，如化妆品、化学制剂、花粉、某些食品、污染的空气等，导致皮肤出现红肿、发痒、脱皮及过敏性皮炎等异常现象。

一 病因

1．年龄增长、压力、精神紧张和情绪低落，皮肤长期暴露在阳光或空气污染的环境而导致发病。

2．食物引起，以鱼、虾、蟹、蛋类最常见。

3．劣质化妆品或不当药物伤害等。

4．特异体质。

二 临床表现

1．皮损部位：见于四肢、颈部、前额、眼睑等处，或全身泛发。

2．发病症状：皮肤瘙痒，皮损部位可见红疹，呈零散性或弥漫性，常因搔抓而有抓痕。瘙痒剧烈者可伴有红肿、干屑、水泡，或病灶结痂及渗出液化等。

3．其他：可伴有打喷嚏、流鼻水、眼泪、皮疹、气道阻塞等其他过敏症状。

三 体格检查与实验室检查

1．实验室检查可见嗜酸性粒细胞增高，血清免疫球蛋白E升高。

2．过敏原检查阳性。

四 诊断与鉴别诊断

1．诊断：根据临床表现及辅助检查确诊。

2．鉴别诊断：

（1）虫咬症　典型皮损为风团样丘疹，顶端有小疱，多无全身症状。

（2）疥疮　有接触传染史、好发部位及典型皮损，若能查到疥螨即可确诊。

（3）急性湿疹　病因复杂，皮疹为多形性、对称性，易反复发作，多有糜烂渗出，斑贴试验阳性。

五 治疗原则与用药

预防为主，祛除病因；治疗上以口服抗组胺药物为主。

临床症状	对症用药
皮肤瘙痒	抗组胺类药：马来酸氯苯那敏、盐酸西替利嗪、氯雷他定 激素类药：泼尼松、糠酸莫米松、氢化可的松、地塞米松 外用制剂：炉甘石洗剂、消炎癣湿软膏、丹皮酚软膏、止痒膏
反复发作	祛风止痒：湿毒清、血毒丸、肤痒颗粒、氯雷他定等内服

类别	功能	具体用药
主药	抗过敏	氯苯那敏、盐酸西替利嗪、氯雷他定、湿毒清、血毒丸、肤痒颗粒
	局部外用	糠酸莫米松凝胶、氢化可的松、曲安奈德益、康唑软膏、丹皮酚软膏、止痒膏
辅药	补充钙质	葡萄糖酸钙锌口服液
	缓解症状	炉甘石洗剂、苦参洗剂（外洗）
关联用药	营养支持	维生素C、液体钙、蜂胶胶囊、葡萄籽软胶囊、氨基酸、复合维生素B

过敏严重者，建议立即到医院就诊。

六 专业关怀

1．多吃含有丰富维生素的新鲜蔬果或服用维生素C与B族维生素。

2．尽量避免接触可疑致敏原，防止花粉及化学物质再次致敏，家里常备抗过敏药。

3．饮食宜清淡，避免刺激及易致敏食物，保持大便通畅，戒烟酒。

4．糠酸莫米松、氢化可的松、曲安奈德益康唑软膏不宜长时间大剂量使用。

第三节 湿疹

湿疹是一种常见于表皮及真皮浅层的炎症性皮肤病，皮疹以对称性、渗出性、瘙痒性、多样性和复发性为特征。湿疹持久不愈，则会出现皮损粗糙、增厚、苔藓化、渗出、皲裂等。常在冬季复发或加剧。

婴儿湿疹通常在出生后不久即开始，先在前额、颊部出现粟粒大小丘疹及丘疱疹，渐融合成片，边界不清，瘙痒明显，常哭闹，因不断搔抓而形成糜烂、渗液、结痂，可累及头皮、耳、颈、四肢、前胸后背等，或伴有消化不良，淋巴结肿大，多为肥胖儿。另有一种干燥型皮疹常见于瘦弱的婴儿，为暗红色，或淡红色斑片，或密集小丘疹而无水疱，表面附有灰白色糠状鳞屑。常累及面部、躯干和四肢。

一 病因

湿疹的发病，目前多认为是由于复杂的内外因素激发而引起的一种迟发性变态反应。外因如环境、气候、微生物、动物皮毛、植物、理化因素等引起的刺激或变态反应；内因如食物过敏、皮肤干燥、肠道寄生虫、胃肠功能紊乱、精神情绪变化等都可诱发或加重其症状。婴儿湿疹常与牛奶过敏或过敏性体质有关。

二 临床表现

1．皮损：对称性分布，多样性。有红斑、丘疹、水疱、脓疱、糜烂、结痂等各型皮疹或循序出现，或数种并存。常因剧烈瘙痒而搔抓、结痂，反复搔抓可出现糜烂、增厚、色素沉着等。

2．常发于小腿、手、足、肘窝、外阴、肛门等处。

三 诊断与鉴别诊断

1．诊断：根据皮损多样性、对称性、有渗出倾向、瘙痒等特征可明确诊断。真菌检查阳性时可以确诊。实验室检查无特异性。

2．鉴别诊断：

（1）接触性皮炎　病变多局限于接触部位，皮疹单一，边界清楚，易起大疱，病程短，不易复发。

（2）神经性皮炎　多发于颈、肘、尾骶部，呈苔藓样变，无渗出。

（3）手足癣　夏季重，并发趾间糜烂。

四 治疗原则与用药

去除可疑致病因素，避免刺激，忌食易致敏及刺激性食物，对症治疗。婴幼儿要脱敏止痒，防治继发感染，小儿疾病建议去医院诊断后，根据医生处方用药。

临床症状	对症用药
红斑，丘疹，瘙痒	炉甘石洗剂、宝宝湿疹膏、葡萄糖酸氯乙定软膏等
糜烂，渗出，脓疱	消炎癣湿软膏、氧化锌软膏、七参连软膏等
反复发作或经久不愈	可内服用药（严格根据医生处方调配）

类别	功能	具体用药
主药	缓解症状	宝宝湿疹膏、葡萄糖酸氯乙定软膏、炉甘石洗剂外洗
辅药	增加抵抗力	复合维生素滴剂、维C泡腾片、钙剂
关联用药	健脾化湿，营养支持	婴儿健脾散、健脾颗粒，牛初乳、营养蛋白粉

五 专业关怀

1．注意皮肤卫生，加强皮肤护理，避免过度烫洗，避免接触过敏原，避免交叉感染，有继发感染者可根据医生建议配合使用抗生素。

2．湿疹患儿应穿松软宽大的棉织品或细软布料衣服，不要穿化纤、羊毛面料衣服。

3．要注意观察患儿对哪些食物过敏，常见的过敏食物有牛奶、鸡蛋、鱼、虾等，母乳喂养时母亲也应避免吃患儿过敏的食物。碱性肥皂、化妆品、香水也容易刺激婴幼儿诱发湿疹，母亲也要避免使用。

4．发病期间不宜接种卡介苗或其他疫苗，应等到症状消失后再行接种。

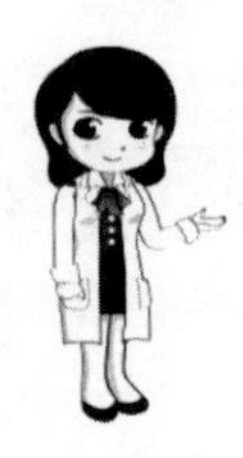

第二十二章

物理性和色素障碍性皮肤病

第一节 晒伤

晒伤是强烈日光照射后，暴晒处皮肤发生的急性光毒性反应。一般引起局部急性红斑，水肿性皮肤炎症。日晒后4～6 h出现皮损，12～24 h达到高峰，发病在夏季多见。妇女及浅肤色人群易发病。

一 病因

本病的作用光谱主要是户外紫外线（UVB），皮肤经紫外线过度照射后，细胞中蛋白质和核酸吸收大量的紫外线产生一系列复杂的光生物化学反应，造成表皮细胞坏死，引起真皮血管扩张，组织水肿，黑素合成加快。

二 临床表现

1．一般日晒后数小时至十余小时内，暴露部位的皮肤出现弥漫性红斑、水肿，边界清楚；可伴短暂鳞屑形成，重者出现疼痛、皮肤触痛和大泡，并出现瘙痒、灼痛或刺痛感。

2．晒伤范围广且严重者可出现虚脱或中暑，表现为发热、寒战、面色苍白、头痛、心悸、恶心、呕吐等症状。

三 体格检查与实验室检查

1．皮肤检查可见在被照射皮肤出现边界明显的红斑，严重者可出现水肿，12～24 h达到高峰。

2．晚期并发症是继发感染，斑状色素沉着和痱子样皮疹。鳞屑剥落后一至数周内，皮肤更易受日光的损害。

四 诊断与鉴别诊断

根据日晒史、典型皮损症状及体格检查即可确诊。

五 治疗原则与用药

预防为主，对症处理。对日晒伤广泛而严重的病例可给予少量泼尼松口服；局部可用自来水冷敷，或用退热贴贴敷等，若继发糜烂、化脓等症状者可口服杀菌消炎药。

临床症状	对症用药
弥漫性红斑，未见溃疡面	解毒烧伤膏、葡萄糖酸氯己定软膏
水泡、糜烂、渗出明显	硼酸溶液、炉甘石洗剂、生理盐水等进行湿敷
破溃感染	莫匹罗星软膏、氧氟沙星软膏、洛美沙星软膏
伴发热、头痛、皮肤灼痛	对乙酰氨基酚、布洛芬
伴心悸、乏力、恶心、呕吐	藿香正气水
伴色素沉着	维生素E、维生素C

类别	功能	具体用药
主药	对症处理	解毒烧伤膏、葡萄糖酸氯己定软膏
	止痒	氯苯那敏、盐酸西替利嗪片、特非那丁、冰荷止痒凝露
辅药	杀菌消炎	阿奇霉素片、罗红霉素胶囊、莫匹罗星软膏、洛美沙星软膏
	止痛	对乙酰氨基酚缓释片、布洛芬缓释胶囊
关联用药	补充营养素	小麦胚芽油、葛根葡萄籽、维生素C、维生素E、葡萄籽素、复合维生素B

若大面积晒伤，建议到医院就诊。

六 专业关怀

1．夏季户外活动时间不宜过长，避免在上午10时至下午2时晒太阳，外出要撑伞，戴宽边帽，着长袖衣裤，面部及外露部位搽防晒霜。户外游泳时应特别注意防护。

2．用防晒系数（SPF）≥15的防晒霜，并在外出30 min以前涂上。

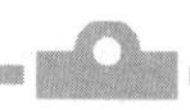

第二节 痱子

痱子是夏天最多见的皮肤急性炎症，是因汗出不畅、毛孔堵塞引起的小水疱和丘疹，多发生在颈、胸、背、肘窝、腘窝等部位，小孩可发生在头部、前额、躯干等处。并伴有剧痒、疼痛、灼热等感觉。

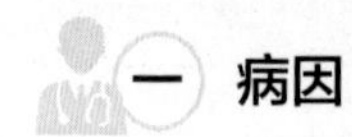

一 病因

在高温闷热环境下，出汗过多，汗液蒸发不畅，导致汗管堵塞、破裂，汗液外渗入周围组织而引起。由于婴幼儿皮肤细嫩，汗腺功能尚未发育完全，易生痱子。多汗或肥胖、体虚的成人也易生痱子，一般1～2周内即会消失。

二 临床表现

1．白痱：针尖大小的浅表性小水泡，周围无红晕，易破。常见于卧床不起，体质虚弱，大量出汗者，好发于躯干和间擦部位。

2．红痱：密集排列的针尖大小丘疹，周围有红晕，伴有灼烧和刺痒感。多见于幼儿、妇女、高温作业者。

3．脓痱：多由红痱发展而来，好发于皮肤皱褶处和小儿头颈部。

三 诊断与鉴别诊断

1．诊断：根据发病季节在夏季，处于高温湿热或通风不良的环境中，头面部、躯干出现小丘疹或小丘疱疹，急性发作，无明显自觉症状，诊断一般不难，无须检查。

2．鉴别诊断：夏季皮炎　发生于四肢伸侧，尤其是两小腿的前方。初起为粟米大小、比较密集的红斑、丘疹或丘疹水疱，瘙痒明显，并伴有灼热感。由于奇痒难忍而搔抓，常出现多条条状抓痕、血痂，消退后会留下色素沉着。

四 治疗原则与用药

一般治疗：①室内通风凉爽，注意保持皮肤清洁、干燥；②小儿要勤洗澡，及时擦干汗及更换衣服；③发热卧床患者勤翻身，经常洗擦皮肤；④避免搔抓，勿用肥皂洗擦；⑤可进食清凉解暑药膳，如绿豆糖水、绿豆粥、清凉糖水等；⑥可内服清热、利湿、解暑的中药或制剂，外用消炎、止痒制剂。继发感染者可根据医生建议使用抗生素，婴幼儿慎用内服药及抗生素。

临床症状	对症用药
丘疹，瘙痒	炉甘石洗剂、金银花热痱水、痱子粉等
湿热，汗出不畅	清热利湿颗粒、十滴水、藿香正气丸（水、胶囊）等
继发毛囊炎、疖疮、脓肿	氧氟沙星软膏、红霉素软膏、莫匹罗星软膏等（根据医生处方使用）

类别	功能	具体用药
主药	对症处理，缓解症状	痱子粉、热痱水、炉甘石洗剂、草本金露水
辅药	外病内治，清热利湿	清热利湿颗粒、十滴水、藿香正气丸（水、胶囊）
	抗感染	氧氟沙星软膏、洛美沙星软膏、莫匹罗星软膏（小儿根据医生处方调配）

五 专业关怀

1．婴幼儿的衣服要宽大、吸汗、透气性高，环境要通风、凉快或有冷气设备。

2．平时注意皮肤清洁，勤洗澡，保持皮肤干燥，清洗后扑撒痱子粉可预防痱子发生。

3．生了痱子不要用手抓，不要用强碱性肥皂洗，不要用热水烫，可用温水冲洗擦干，扑撒痱子粉。

4．忌用油膏类药物，因易妨碍汗液蒸发，使病情加重。

5．抓破后有感染的患者，应涂抗生素药膏。

第三节 白癜风

白癜风是一种常见的后天性色素脱失性皮肤黏膜病，肤色深的人群比肤色浅的发病率高。任何部位均可出现，但好发于暴露及摩擦部位，如颜面部、颈部、手背、腕部、前臂及腰骶部等，口唇、阴唇、龟头、包皮内侧黏膜亦可累及，部分患者白斑沿神经节段单侧分布，少数患者皮损泛发遍及全身。以青壮年多见，约50%患者20岁以前发病。部分患者有明显季节性，一般春末夏初病情发展加重，冬季缓解。

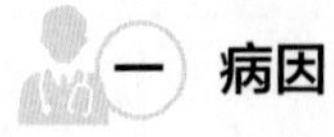

一 病因

1．自身免疫因素。

2．精神因素，如精神创伤、过度劳累、焦虑、紧张，均可诱发本病。

3．家族遗传因素。

二 临床表现

1．初期皮损色素完全脱失，一片或几片，呈瓷白色斑，大小形状不一，常见于指背、腕、前臂、面、颈、生殖器及其周围。

2．白斑表面光滑，无鳞屑或结痂，境界清楚，边缘有色素沉着增加，感觉和分泌功能都正常，无自觉症状。

3．白斑对日光或紫外线较敏感，日晒后有发红、灼痛、水疱及瘙痒等症状。

三 体格检查与实验室检查

活动期皮损内黑色素细胞密度降低，周围黑色素细胞异常增大；后期脱色皮损内无黑色素细胞，实验室检查多巴染色阴性。真皮浅层可见淋巴细胞浸润。

四 诊断与鉴别诊断

1．诊断：依据皮损的特征、病变部位、病程及组织病理检查，即可诊断。

2．鉴别诊断：

（1）花斑癣　又称汗斑，是由糠皮孢子菌引起的浅表性皮肤真菌病。皮损为淡褐色或浅白色点状斑，多为豆大，上覆细屑，散在或成片。

（2）单纯糠疹　又叫白色糠疹，俗称“桃花癣”，主要表现为儿童面部的苍白色干燥鳞屑斑。

五 治疗原则与用药

要尽快到医院检查确诊，及早治疗。积极配合医生，坚持疗程用药，一般不少于3个月。

临床症状	对症用药
白斑，瘙痒	地塞米松片、醋酸泼尼松片、皮炎平
日晒后出现发红、灼痛、水疱	烧烫伤膏

类别	功能	具体用药
主药	改善症状	维生素类，如复合维生素B；皮质激素类，如地塞米松乳膏、泼尼松
	活血化瘀，增加光敏作用	白灵片、白灵酊、30%补骨脂酊
辅药	免疫调节	转移因子、胸腺肽

注意：增强免疫力的药物要坚持疗程服用，并配以养肝、益气、补肾的中药（如枸杞子、女贞子、熟地黄、首乌、当归、黄芪、虫草、灵芝等）。

六 专业关怀

1．黑木耳、海带、海参、芹菜、茄子、香椿芽、核桃仁、甲鱼、苋菜、韭菜、发菜、黑米饭等均有防治白癜风的作用，可经常食用。忌食草莓、杨梅及鸡肉、羊肉等食物。

2．禁用刺激性强的化妆品和外用药。

3．生活规律，避免经常处于紧张和焦虑的精神状态之中。

4．适当增加日晒，但切忌过度，以防晒伤、皮损扩散。

第四节 烧烫伤

烧烫伤是生活中常见的意外伤害，沸水、滚粥、热油、热蒸气等都会引起烧烫伤。一般烧烫伤如果处理及时不会导致严重的后果。

一 病因

烧烫伤是由热水、蒸气、火焰、电流等高温所造成的。在火灾中，吸入烟或热空气，也可能造成呼吸道灼伤。

二 临床表现

根据发病原因、烧烫伤部位及身体外观，分辨烧烫伤程度。

1．受伤的皮肤发红、肿胀，火辣灼痛，但无水泡出现，此为Ⅰ度烧烫伤，只伤及表皮层。

2．如局部红肿，发热，疼痛难忍，有明显水泡，水泡皮如剥脱，创面红润、潮湿，重者红白相间，痛觉迟钝，此为Ⅱ度烧烫伤，已伤及真皮层。

3．创面无水泡，皮肤焦黑或蜡白，触之如皮革，甚至碳化，皮温低，感觉反而消失，此为Ⅲ度烧烫伤，伤及全层皮肤，甚至包括皮下脂肪、骨和肌肉。

烧烫伤在头面部，或烧烫伤面积大、深度严重的，都需紧急就诊。

三 体格检查与实验室检查

按一般常规检查，密切观察创面变化和全身状态。

四 治疗原则与用药

迅速脱离热源。根据烧烫伤的程度不同，采取不同的救护措施。

轻度烧烫伤，立即用自来水连续冲洗烧烫伤部位，或用冷水浸泡，或冷敷受伤部位至不再感到疼痛为止。随后用万花油或烫伤膏涂于烫伤部位。

中重度烧烫伤患者应立即送医院治疗。

临床症状	对症用药
弥漫性红肿、水泡	迈之灵片、硼酸溶液、炉甘石洗剂、解毒烧伤膏、万花油、葡萄糖酸氯己定软膏
水泡破溃感染	莫匹罗星软膏、氧氟沙星软膏、洛美沙星软膏

类别	功能	具体用药
主药	紧急处理	硼酸溶液、炉甘石洗剂、生理盐水
	凉血，解毒，止痛	解毒烧伤膏、葡萄糖酸氯己定软膏
辅药	消炎，预防感染	阿奇霉素片、罗红霉素胶囊；莫匹罗星软膏、洛美沙星软膏
	消除组织肿胀、水肿	迈之灵片
	止痛	对乙酰氨基酚缓释片、布洛芬缓释胶囊
关联用药	补充营养素、抗氧化、防治色素沉着	小麦胚芽油、葡萄籽、维生素C、蜂胶、维生素C、维生素E

五 专业关怀

1．轻度烧烫伤时，受伤部位有衣物、鞋袜等，切勿急忙脱去，等到伤处疼痛缓解时再除去，以免加重伤势，导致肿胀等。如果是手脚受伤，需抬高伤处以减轻肿胀。

2．忌揉搓、挤压烫伤的皮肤，忌用毛巾擦拭，以免表皮剥脱。

3．重度烧烫伤时，尽快让伤者躺下，将受伤部位垫高；必要时可将衣裤剪开，切勿用水冲洗及冷水处理，可能加重全身反应，增加感染机会。要用消毒纱布或干净布料盖在伤处，保护伤口，并尽快送医院进行治疗。

4．防止发生休克，可给伤者饮适量淡盐水。禁在短时间内给伤者喝大量的白开水、矿泉水、饮料或糖水，否则可能会因饮水过多引发脑水肿或肺水肿等并发症，甚至危及生命。

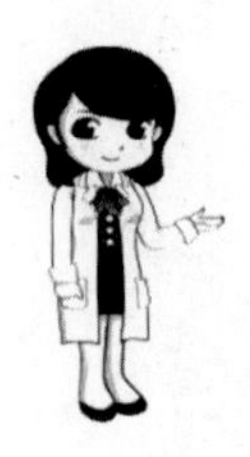

第二十三章

皮肤附属器疾病和性传播疾病

第一节　寻常痤疮

寻常痤疮是一种累及毛囊皮脂腺的慢性炎症性疾病。青春期，由于体内雄性激素增高，促使皮脂分泌旺盛，毛囊皮脂腺管闭塞，加上细菌侵袭，引发皮肤红肿的反应，从而导致痤疮的发生。由于这种症状常见于青年男女，所以又称它为青春痘，俗名粉刺、暗疮。

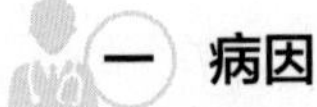

一　病因

1．激素与皮脂分泌：青春期雄性激素，增加及皮脂分泌旺盛，老化的角质很快脱落，混合皮脂粘在一起，阻塞毛囊，形成粉刺。

2．痤疮杆菌：当皮脂阻塞毛囊时痤疮杆菌会快速繁殖，所产生的化学物质，会使毛囊及其周围发炎，加重症状。

3．其他：生活不规律、熬夜、睡眠不足、情绪不佳、压力过大、饮食习惯不良，都会降低皮肤自我修复能力，使青春痘恶化。

二　临床表现

1．多发于15～30岁的青年男女。

2．面部及颈、胸、背部多发。多为对称性分布，常伴有皮脂溢出。

3．初发皮损为圆锥形丘疹（如白头粉刺、黑头粉刺），继而可发展为炎性丘疹、脓疱、结节、粉瘤、囊肿，形成色素沉着、毛孔粗大、甚至瘢痕等皮肤损害。

三　诊断与鉴别诊断

1．诊断：根据下列特点，即青年男女，发生在颜面、前胸和背部的散在性丘疹、脓疱、结节及囊肿，皮损多对称性分布等，即可诊断。

2．鉴别诊断：

（1）职业性痤疮　与从事职业及工作环境密切相关，如长期接触汽油、柴油、各种润滑油、石蜡、含氯化合物等，易引起职业性痤疮。皮疹分布有其特征，典型部位是眼旁附近、颧骨处，也可出在会阴、手背、四肢及躯干等部位。

（2）颜面播散性粟粒狼疮　颜面部散在的圆形、不破溃的丘疹，愈后留有萎缩性瘢痕。

四　治疗原则与用药

内服的药物主要是抗生素，以抗菌消炎为主；中医主张清热、解毒、通便。禁止挤压或针刺，保持患处清洁。痤疮较重者，应到医院皮肤科诊治。

临床症状	对症用药
皮肤油腻	炔雌醇环丙孕酮片（仅限女性）、维胺脂胶囊
炎性丘疹、脓疱	米诺环素
口苦，口臭	藿香清胃片、养阴口香合剂、清胃黄连片
便秘	三黄片、通便灵、开塞露

类别	功能	具体用药
主药	对症处理	维A酸乳膏、维胺脂乳膏、维生素B_6软膏
	调节皮脂分泌	盐酸米诺环素胶囊、维胺脂胶囊
辅药	清热解毒	解毒痤疮丸、珍珠暗疮胶囊、清火片、一清胶囊、三黄片、牛黄解毒片
关联用药	补充维生素，改善皮肤状况	芦荟、膳食纤维、复合维生素B、维生素E、β胡萝卜素、珍珠粉胶囊、牡蛎肉提取胶囊、葡萄糖酸钙锌口服溶液

五 专业关怀

1．保持心情愉快，保证睡眠充足，不要酗酒、抽烟、喝浓茶等，以免造成激素失调。

2．勤洗头、防晒，每日洗脸2～3次，避免使用粉底等化妆品。每周1次去角质，使用清洁面膜进行毛孔清洁。

3．饮食清淡合理，多喝水，多吃蔬菜、水果，多食海带；少吃油、腻、刺激性大及太甜的食物。

4．养成每日早起排便的习惯，保持大便通畅。

5．忌按摩面部，以免刺激油脂分泌。

6．忌挤压，以免引起化脓。

第二节 脱发

脱发是头发脱落的现象，有生理性和病理性之分。生理性脱发指头发正常的脱落，每人一天掉50根左右头发属正常。病理性脱发是指头发异常或过度地脱落，常见的脱发大多为男性脱发、脂溢性脱发、斑秃。

一 病因

1．脂溢性脱发。

2．其他原因，如病理性脱发、化学性脱发、物理性脱发、营养性脱发、肥胖性脱发、遗传性脱发。

二 临床表现

1．多发于男性，常在20～30岁发病。从前额两侧头发开始变为纤细而稀疏，逐渐向头顶延伸，额部发际向后退缩，头顶头发也逐渐开始脱落。

2．女性症状较轻，多为头顶部头发变得稀疏，但发际线并不后移。

三 诊断要点

头发异常脱落。

四 治疗原则与用药

病理性脱发要针对病因用药。局部外用搽剂和洗液，同时内服中药、维生素调理。脱发严重者可以考虑毛发移植手术。

临床症状	对症用药
脱发	外用米诺地尔溶液，男性内服非那雄胺片、滋补生发片
面色苍白无华	益气养血口服液、阿胶补血颗粒、驴胶补血颗粒、养血生发胶囊
头晕，耳鸣，腰膝酸软	肾宝合剂、补肾益寿胶囊、六味地黄丸、首乌延寿片

类别	功能	具体用药
主药	止脱防脱	米诺地尔溶液、非那雄胺（男性专用）
	养血，疏肝，补肾	养血生发胶囊、首乌片、斑秃丸、滋补生发片、肾宝糖浆、补肾益寿胶囊（片）、六味地黄丸
辅药	补充维生素、氨基酸	谷维素、多种维生素片、氨基酸胶囊
关联用药	改善机体状况	复合维生素B、氨基酸软胶囊、海狗丸、小麦胚芽油

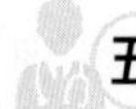

五 专业关怀

1．增强体育锻炼，多使用木梳，保持心情舒畅。

2．饮食清淡，少食油腻、刺激性食物，多吃蔬果、海带、桑葚、核桃仁等。

3．减少染发、烫发，不使用刺激性强的染发剂、烫发剂，不使用脱脂性强或碱性洗发剂。洗头最好间隔2～5日。

4．避免暴晒，戒烟、酒。

第三节 尖锐湿疣

尖锐湿疣又称生殖器疣或性病疣，是由人类乳头瘤病毒引起的性传播疾病，常发生在肛门及外生殖器等部位，临床表现为丘疹、乳头状、菜花状或鸡冠状肉质赘生物，表面粗糙角化。民间有“菜花疮”之称。

一 病因

由人类乳头瘤病毒引起的皮肤黏膜良性赘生物。主要通过性接触直接传播，少数可通过日常生活用品，如内裤、浴巾、浴盆而传染。

二 临床表现

1．本病好发于性活跃的青中年人。潜伏期一般为1～8个月，平均为3个月。

2．淡红色丘疹，或乳头样、蕈样或菜花样肉质赘生物；有糜烂、渗液、破溃、出血，以及脓性分泌物郁积；伴恶臭气味。

3．发病部位可在外生殖器以及肛门部位，也可在口腔及咽喉部位。

三 体格检查与实验室检查

1．位于外生殖器和（或）肛门部位典型菜花型或呈疣状、向外（高出皮面）生长的丘疹、乳头状、菜花状或鸡冠状肉质赘生物。

2．醋酸白试验阳性。

四 诊断与鉴别诊断

1．诊断：本病主要根据病史（性接触史、配偶感染史或间接接触史）、典型临床表现（丘疹、乳头状、菜花状或鸡冠状肉质赘生物）和实验室检查结果（醋酸白试验阳性）等进行诊断。

2．鉴别诊断：

（1）扁平湿疣　扁平的潮湿的丘疹，常糜烂融合，基底宽阔，可查到梅毒螺旋体，梅毒血清学阳性。

（2）假性湿疣　多发生于女性小阴唇内侧面，为白色或淡红色小丘疹，表面光滑，对称分布，群集不融合，一般无明显自觉症状，有的有轻度痒感。醋酸白试验阴性。

五　治疗原则与用药

由于无特效的抗病毒药物，建议最好到医院就诊。目前仍以局部治疗为主，全身用药需要与局部治疗相结合。保持外阴清洁干燥，减少因其他疾病（如阴道炎）引起阴道分泌物增多。清洁外阴可以用1：5000的高锰酸钾液外洗，也可以使用中草药。

临床症状	对症用药
外生殖器和（或）肛门部位丘疹及赘生物	外用疣迪搽剂、咪喹莫特乳膏，内服阿昔洛韦（也可配合注射干扰素）

类别	功能	具体用药
主药	抗病毒治疗	阿昔洛韦、盐酸伐昔洛韦片、泛昔洛韦片
辅药	配合外用药	阿昔洛韦软膏、喷昔洛韦软膏
关联用药	提高机体免疫力	转移因子口服液、氨基酸、维生素C

注意：病情严重或久治不愈者，建议到医院就诊。

六　专业关怀

1．治疗期间要进行其他性病的检查，禁止性生活。性伴侣也要检查，有感染应同时治疗。

2．勤洗病变局部，保持局部干净、干燥，注意休息，精神放松。

3．生活用品单独使用，内裤用肥皂手洗。

4．女患者不宜冲洗阴道，孕妇避免感染胎儿可选择剖宫产。

5．少吃淀粉类、糖类以及刺激性的食物（如酒、辛辣物、油炸类），多食蔬菜、水果。

第四节 生殖器疱疹

生殖器疱疹，即发生于生殖器部位的单纯性疱疹，是单纯疱疹病毒侵犯生殖器及肛周皮肤黏膜而引起的红斑、水疱、糜烂、溃疡性损害的一种慢性、复发性、难治性的性传播疾病。

一 病因

单纯疱疹病毒（HSV）感染所引起。HSV存在于皮损渗液、精液、前列腺液、宫颈及阴道分泌物中，主要通过性接触传播。

二 临床表现

1．本病好发于15～45岁性活跃期的男女。

2．男性发病部位常见于包皮、龟头、冠状沟、阴茎等处，偶发于尿道；女性发病部位常见于阴唇、阴蒂、阴道 宫颈等处；男性同性恋患者常见于肛门、直肠。

3．外阴部簇集（或散在）的水疱或脓疱或形成糜烂及溃疡，局部疼痛灼热感，伴有全身不适，低热、头痛等症状，局部淋巴结肿大等。

三 体格检查与实验室检查

1．皮损为红斑基础上可见成群的水疱、脓疱或糜烂溃疡。

2．实验室检查提示单纯疱疹病毒1型或单纯疱疹病毒2型。

四 诊断与鉴别诊断

1．诊断：根据病史（性接触史或配偶感染史）、典型临床表现（外阴部成群水疱、局部灼热感、有复发史、病程较短等），一般可以诊断。必要时进行实验室检查。

2．鉴别诊断：

（1）硬下疳　为单个质硬的溃疡，无疼痛感，无复发史，实验室检查梅毒USR阳性或RPR阳性，梅毒螺旋体可见。

（2）软下疳　为质软的溃疡，局部虽有疼痛感但无复发史，实验室检查链杆菌阳性。

五 治疗原则与用药

目前尚无特殊治疗方法，也不能防止复发。治疗目的主要是缓解症状、减轻疼痛、缩短病程及防止继发感染等。

外阴部成群水疱或脓疱，形成糜烂及溃疡时，建议到医院就诊。平时可用局部治疗，外用干燥、收敛等药剂，保护患部，防止继发感染；同时口服抗病毒药物。

临床症状	对症用药
外阴部簇集或散在的水疱或脓疱，或形成糜烂及溃疡	阿昔洛韦软膏、泛昔洛韦软膏、喷昔洛韦软膏（外用）
	阿昔洛韦、盐酸伐昔洛韦片、泛昔洛韦片（口服）
伴有疼痛	布洛芬

类别	功能	具体用药
主药	抗病毒（外用+内服）	病毒灵、利巴韦林、阿昔洛韦、盐酸伐昔洛韦、泛昔洛韦
辅药	针对症状用药	布洛芬缓释胶囊、双氯芬酸钠缓释片、塞来昔布胶囊
关联用药	加强抵抗力	转移因子口服液、氨基酸、维生素C

六 专业关怀

1．禁止活动性生殖器疱疹患者与任何人发生性关系，疱疹消退无症状期尽量使用避孕套。

2．妊娠28周前患原发性感染者，应终止妊娠；妊娠晚期感染者，应在破水前剖腹分娩。

3．对损害局部应保持清洁和干燥，防止继发感染。

4．少运动，以防摩擦破溃。

5．女阴疱疹患者，大小便后应注意局部清洗，防止感染。

07

第七篇

中医养生

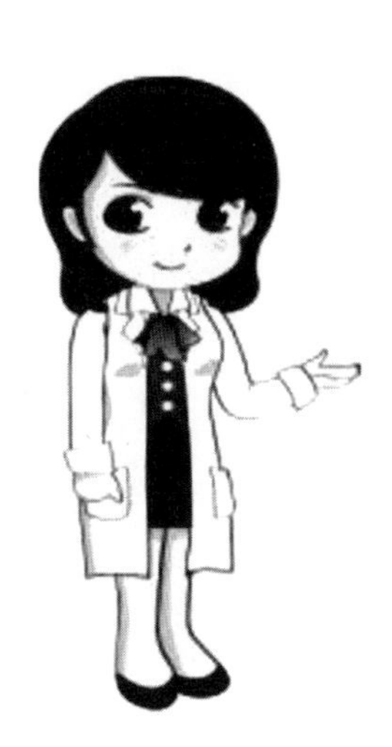

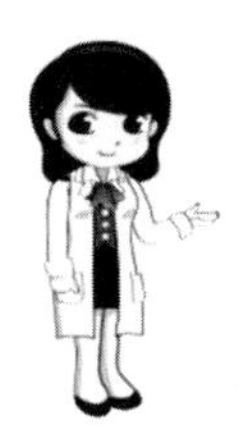

第二十四章

中医养生的注意事项

第一节 养生保健

1．随着人民生活水平的提高，同时社会工作、生活压力的增高，民众的身心健康水平不容乐观，因此，也有越来越多的人开始关注养生。然而，养生并不是盲目地花钱买药买保健品。具体来说，养生是一门严谨且专业性很强的学问，需要在专业人士的指导下进行。中医与中华民族同时兴起，积累了数千年的疾病治疗和养生摄生经验，至今在很多疑难疾病，如糖尿病、风湿病、各种虚弱类疾病的治疗上，都有着很突出的特色与疗效。本文“养生保健”重点从中医的角度，讲解各种体质人群，如三高人群、男士、女士、老年人群及长期烟、酒、熬夜伤肝人群等使用中成药调理养生的基础知识，也涉及一些疗效可靠的中药材的使用。对于一些较为严重的疾病（如心脏病）和较为复杂的疾病（如月经不调），则不在此处进行讲述，建议到相应的中医、西医科室做细致检查后，进行深入的治疗。

第二节 特殊人群注意事项

以下几种患者，自行服用任何中药或者西药都是有较大风险的，因此，治疗行为应当在医师指导下进行：

1．孕妇：很多中药、西药可能会造成胎儿异常或孕妇流产。

2．严重高血压：当收缩压＞160 mmHg，舒张压＞100 mmHg，服任何中西药都应当高度谨慎。使用一些药性上升的中药（如柴胡），或者过于燥热的药（如桂枝），或者热性的滋补药（如鹿茸），需要高度谨慎。

3．甲状腺功能亢进症（甲亢）：禁忌同高血压。

4．严重心脏病：如严重的冠心病、风湿性心脏病、肺心病等，用药应当高度谨慎，尤其是已经有心脏病住院史的患者。

5．出血性疾病：如崩漏、各种长期慢性出血（咯血、牙龈出血、大便带血等）。很多时候，各种看起来并不严重的小出血，往往是一些大病的征兆。

6．月经期患者：原则上，除了专门调理月经的药之外，其他中药在月经期间以及经前3天、经后3天是不建议服用的。

第三节 了解主诉的重要性

主诉就是患者的主要倾诉，就是患者当下最显著、最迫切需要解决的问题，往往对疾病的本质有比较大的指向性，如“我整天没力气”往往提示气虚；“我月经量特别少”往往提示血虚等。在患者来咨询的时候，要高度重视主诉，如患者未提及，可提示患者“您主要是哪里不舒服？”“主要困扰您的是什么问题？”，这样一来就可以立刻知道患者的主诉。

第四节 关于中成药名称和剂型

以“玉屏风”为例，不同中药厂家生产的成药，有“玉屏风散”“玉屏风冲剂”“玉屏风颗粒”“玉屏风胶囊”等多种剂型、多种称呼，彼此之间并无本质差异，因此，在后文的讲述中，只提及其中一种剂型；在药店实践中，可灵活切换各种剂型、各种名称。

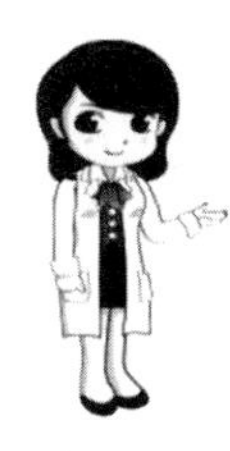

第二十五章

常见非健康体质的调理

第一节 气虚

一 主诉

疲劳、乏力、困倦、整天瞌睡。

二 临床表现

医院检查可无异常表现，也可有低血压、低糖血症等。

三 调理原则

补气。

四 常规中成药

补中益气丸：

（1）有较好的补充体力、缓解疲劳的作用。

（2）对内脏下垂有疗效。

（3）有升血压的作用，故低血压患者最为适合。正常血压患者应遵从说明书服用，通常无明显升血压作用，但需关注血压。高血压患者不推荐使用。

（4）对低糖血症有升高血糖的作用，对正常血糖无影响，对高糖血症患者无升糖作用，且在与补肾药和化瘀活血药配合使用时，对糖尿病患者的总体状况有较大的改善。故对各种血糖异常患者都不禁忌。

注意：本药长期服用，易上火、口臭、口腔溃疡、咽痛等。为防止升血压、上火、口臭、口腔溃疡、咽痛等可能出现的副作用，建议配合一半量的“六味地黄丸”使用。如果在数日后，还上火，增加六味地黄丸的量；如果出现胃中酸冷闷胀、消化不良等，可减少六味地黄丸的量。

五 类似中成药

1．玉屏风冲剂：除补气外，本药偏向于调理免疫力低下，比如容易感冒、怕风吹等。

2．参苓白术冲剂：除补气外，重点在于能调理肠胃，多用于气虚且消化不好或长期慢性腹泻的患者。

六 中药材单方

1．人参：大补元气，安神，提升免疫力。人参有多种炮制方法，直接整支晒干或切片晒干叫白参、生晒参；蒸熟后晒干叫红参。一般情况用人参，寒性体质用红参。所有各种参类中，以中国吉林产的人参最好。野山参最好，林下参最接近野山参，也是上品。田园参（大田参、水肥参）产量最大，力量最弱。

2．高丽参：为产于朝鲜的人参，使用方法同人参。

3．西洋参：除补气外，还能清热、泻火、生津。用于气虚且热性体质者。

参类总结：寒性体质——红参；一般体质——白参；热性体质——西洋参。

4．生黄芪：补气，利水。作用类似人参而弱，但更持久，且价格很便宜，自古就是人参的廉价替代品。缺点是服用几天以后容易发生口干、口渴、上火等，因此在使用时可以配合一半重量的麦冬，如生黄芪10g，麦冬（打碎）5g，每日一剂泡水服用（麦冬的有效成分不容易泡出，因此需要打成小块）。

七 注意事项

如有气虚表现外加心慌心悸、前胸痛或左胸痛，应怀疑患者有心脏病，建议患者到医院检查。

第二节 血虚

一 主诉

头晕眼花（可能是血虚，也可能是高血压等病）、月经量少、脸色苍白或暗黄无光泽。

二 临床表现

可见面色苍白或暗黄无光，头发干枯无光泽，月经量少色淡；可见下眼睑苍白或者舌头下黏膜苍白，或者指甲苍白，以及牙龈苍白等；西医检查可有贫血；有时检查并无贫血，但若见上述症状，则依然属于中医上的血虚。

三 调理原则

补血。

四 常规中成药

四物颗粒：四物颗粒是补血的常用药，效果比较确切；部分人可能会导致消化不良，因此如果脾胃不太强健的，可以同时配合服用参苓白术冲剂或者香砂养胃丸。

五 类似中成药

1．复方红衣补血口服液（翔宇红衣®复方红衣补血口服液）：补血、益气、健脾。另外具有平补、不燥热的特点。脾胃功能不好及体质偏寒、偏热者都可使用。

2．坤顺丹：坤顺丹除补血外，还有调理月经的作用，用于血虚且月经量较少患者。

六 中药材单方

1．阿胶：阿胶直接用热水化开就可以服用。

2．当归：当归单用有不错的补血作用，但有润肠通便的作用，大便稀的人宜慎用。

3．熟地黄：除补血外，还有补肾的作用。

七 注意事项

阿胶、当归、熟地黄的共同特点是可能导致消化不良，所以，消化功能不好的人可以同时服用香砂养胃丸或者参苓白术冲剂。

第三节 气血两虚

一 主诉及临床表现

气血两虚，就是既有气虚，也有血虚；既有疲乏无力困倦（气虚），也有面色苍白或暗黄无光，各处黏膜苍白，头晕目眩等表现（血虚）。气虚，血也虚。

二 调理原则

气血双补。

三 常规中成药

归脾丸：归脾丸是一个气血双补的传统名药。此外，还具有养心安神、帮助睡眠的作用，尤其对年老体弱、久病体虚导致的失眠、疲劳、虚弱、乏力，往往有较好的疗效。

四 类似中成药

1．复方红衣补血口服液（翔宇红衣®复方红衣补血口服液）：补血、益气、健脾。另外具有平补、不燥热的特点。脾胃功能不好及体质偏寒、偏热者都可使用。

2．八珍颗粒：另一个气血双补的传统名药。归脾丸也是气血双补药，同时还具有养心安神、帮助睡眠的作用。八珍颗粒则气血双补，没有其他作用。

3．当归补血颗粒：本药气血双补，重在补气，所以用于气血两虚，并且气虚较明显的人效果比较好。

4．人参养荣丸：本药气血双补且偏温，适用于气血两虚且体质偏寒者。

5．乌鸡白凤丸：除补气血之外，还有补肾调月经的作用，所以用于气血两虚，并且月经量少，又有肾虚症状（腰酸腿软、腰腿酸痛）的人最为合适。

第四节 肺阴虚

肺阴虚患者，多有各种干燥、内热症状。

一 主诉及临床表现

皮肤干燥、鼻腔干燥、咽喉干燥、干咳无痰、虚热出汗、大便干燥等。

二 调理原则

滋阴保肺。

三 常规中成药

百合固金丸。

四 中药材单方

麦冬：每日10g，打破，泡水服。

第五节 肾阴虚

一 主诉

除标准的肾虚症状（腰腿酸软、酸痛、疲劳、上楼梯腿脚无力等）之外，还有手足心发热、口干口渴等。

二 调理原则

滋阴补肾。

三 常规中成药

六味地黄丸（补力一般），或河车大造丸（补力较强）。

四 类似中成药

1．知柏地黄丸：知柏地黄丸在六味地黄丸的基础上加了知母和黄柏，清热泻火的力量非常强大，用于阴虚且火气比较重的患者（除肾阴虚症状之外，还有口腔溃疡、咽喉肿痛、口腔热臭等）。

2．杞菊地黄丸：在六味地黄丸的基础上加了枸杞子和菊花。用于在肾阴虚的基础上，还有眼睛昏花视物不清，或者眼睛怕强光刺激等症状，疗效较好。

五　中药材单方

1．熟地黄：每日10～15 g泡水喝，有良好的补肾作用。

2．枸杞子：每日10～15 g泡水喝，除补肾外，还有明目的作用。

六　注意事项

补肾阴的药都属于寒凉药，因此寒性体质不宜使用。如长期使用可能会出现消化不良、胃中酸冷不舒服的症状，可以配合服用香砂养胃丸。

第六节　阳虚

阳虚患者多有各种怕冷，手足冰冷等，体温可正常或稍低。

一　主诉及临床表现

除手脚冰凉、怕冷等症状外，还有标准的肾虚症状（腰腿酸软、酸痛、疲劳、上楼梯腿脚无力等）。

二　调理原则

滋补肾阳。

三　常规中成药

金匮肾气丸：滋补肾阳，阴阳并补。

四　类似中成药

右归丸：右归丸温热性较强，用于手脚冰冷、畏寒怕冷较严重的患者效果更好。

五 中药材单方

1．巴戟天：每日10 g泡水服，坚持使用，有滋补肾阳的效果。

2．炒杜仲：每日10 g泡水服，除滋补肾阳外，还有治腰肌劳损、降血压的作用。

六 注意事项

滋补肾阳的药都偏热性，因此热性体质不宜使用。另外，长期服用可能导致咽喉疼痛、口干舌燥等上火症状，因此消除手脚冰凉的症状之后就应停服。

肾还有阴阳两虚的情况，或称之为肾精虚，由于阴阳都不足，因此患者无明显偏寒或偏热，表现为单纯的无寒热肾虚。有明显的肾虚症状（腰酸腿软，上楼梯腿脚无力等），但是没有明显的怕冷、手脚发凉或怕热、手足心发热等，这种就是单纯的肾精虚，服用左归丸或者肾宝片。左归丸，肾宝片都是阴阳并补、补肾填精的良药。

第七节 脾胃阳虚（即老寒胃）

一 主诉及临床表现

一吃冷东西（冷水、冰可乐、冰西瓜、雪糕等）就容易发生胃胀、胃痛、腹泻、拉肚子等症状。

二 临床表现

医院检查可能无任何异常，也可能有胃炎、胃溃疡等。

三 调理原则

温养脾胃，散寒止痛。

四 常规中成药

香砂养胃丸、桂附理中丸两种药交替使用。这两个药单用效果不强，但又不能同时使用，因为香砂养胃丸里含有半夏，桂附理中丸里含有附子，这两种药材属于中药里的“十八反”，属于配伍禁忌，根据国家中医药的相关法规，在一般情况下，两药不宜在同一日内使用。但是临床实践又表明，两药同时使用效果有协同增强表现，因此，在合规守法的范围内，正确的使用方法是隔日轮流吃，比如今天吃香砂养胃丸，明天吃桂附理中丸，后天再换过来，交替吃15～30日，多数患者的老寒胃可以痊愈。另外，一般药店里桂附理中丸相对少见，附子理中丸更为多见，但从实际临床效果来说，桂附理中丸的效果会明显好于附子理中丸，因此，优先考虑桂附理中丸。

当患者的老寒胃正在发作，比如说刚刚吃了雪糕、冰可乐，此刻正在发作胃痛，立刻服下藿香正气水可以迅速缓解胃部的胀痛不适；消除不适症状后，再隔日交替服用香砂养胃丸和桂附理中丸，缓慢调理，就可以达到根治老寒胃的效果。

五 类似中成药

附子理中丸：效果不如桂附理中丸，无桂附理中丸时可替用。

六 中药材单方

补骨脂：每日10 g泡水服。有温养脾胃、散除寒气的作用。

七 注意事项

口臭、大便干等热性体质不宜服用。

第八节 热性体质

一 主诉及临床表现

舌苔发黄、口臭、口渴、大便干燥、酒糟鼻、面红、牙龈肿痛、口舌生疮等。

二 调理原则

清热泻火。

三 常规中成药

1．牛黄上清丸：用于头痛眩晕、目赤耳鸣、咽喉肿痛、口舌生疮、牙龈肿痛等上部症状为主者。

2．知柏地黄丸：用于小便黄而少、大便干、口干口渴等干性症状比较明显者。

3．其他：可供选择的还有牛黄解毒片、板蓝根颗粒、双黄连口服液、蒲地蓝消炎片、三黄片等。

四 中药材单方

1．生甘草：具有清热解毒、治咽喉肿痛的作用，并有止咳、祛痰、镇痛、保肝、消炎作用，且口感甘甜。每日10g，泡水服用。

2．金银花：各种热气、疮毒皆有效，每日10g，泡水服用。

五 注意事项

这类中药和中成药都较为寒凉，长期服用容易损伤脾胃，因此上火症状消除后就应当停止服用。

第九节 湿性体质

一 主诉

可无明显不适，或者觉得身体沉重懒惰，没胃口，肚子胀，肚子没感觉，感觉肚子不是自己的，喝水越喝越渴，大便经常稀烂等。

二 临床表现

舌苔白、厚腻，舌边齿痕明显，舌头胖大。体检可无异常，或有胃肠道炎症、高脂血症、甲减等。

三 调理原则

健脾化湿。

四 常规中成药

木香顺气丸：有很好的化湿气，调理肠胃的作用。

五 类似中成药

香砂养胃丸：除化湿气外，另有温热作用，如果患者还伴有手脚发凉或轻微胃寒的症状，使用香砂养胃丸更为有效。

六 中药材单方

茯苓：消除体内湿气的一个很好的药材，同时也是食材，每日10~15g泡水服，或直接打粉开水冲服，都有很好的祛湿、强健脾胃的作用。

第十节 湿热性体质

一 主诉

可无明显不适。也可同时有湿重（身体沉重懒惰、没胃口、肚子胀、喝水越喝越渴、大便经常稀烂等）和热重（口臭、酒糟鼻、面红、牙龈肿痛、口舌生疮）的表现，常见于长期烟酒不节制者，以及饮食喜欢重口味者。

二 临床表现

舌苔黄而且厚腻（黄为热，厚腻为湿）。西医检查可无明显异常，也可有消化道炎症，通常见于幽门螺旋杆菌感染且指标较高者。

三 调理原则

清热祛湿，强健脾胃。

四 常规中成药

1．加味香连丸、葛根芩连片：此二药本用于痢疾，但同时也是清除体内湿热的有效中成药。

2．参苓白术冲剂+连翘或金银花或夏枯草或黄连：参苓白术冲剂的祛湿功效不错，但清热力量不足，因此除服用参苓白术冲剂外，还应加上每天用10 g连翘或金银花或夏枯草泡水服，才能有良好效果。如果热气较重的患者，应使用黄连5 g泡水服加上参苓白术冲剂。

五 中药材单方

生薏苡仁：有不错的清热化湿作用，每日20 g泡水服或熬粥喝均可。这是一种食材，在用来清除湿热时，注意要用生的，不要用炒过的。

第十一节 瘀血性体质

身患慢性疾病的人群较常见瘀血性体质。

一 临床表现

瘀血性体质的判断通常不是来自患者的主诉，而是来自于医者主动对患者进行观察。

中医上的瘀血在西医上对应的范围很广，可能是各种肿瘤、结节或包块，如乳腺增生结节、子宫肌瘤等；也可能是器质性的损伤，如心肌缺血的损伤或者脂肪肝等；还可能是各种炎症、溃疡，如十二指肠溃疡、胃炎、胃溃疡等；另外，在各种长期慢性病（如高血压、高脂血症、高糖血症等）数年以后，患者通常表现为或轻或重的瘀血性体质。虽然听起来很复杂，但瘀血性体质在舌头上有着非常简单而明显的表现。让患者伸出舌头，如果在舌头上表面（通常在两侧边缘），有数块黄豆大或小麦粒大的紫黑斑（或浓或淡），这就是典型的瘀血性体质（一块斑不算，因为通常可能是吃饭时不小心咬到了）；或者患者伸出舌头翘起来，舌头下表面可见有芝麻粒大或小麦大或黄豆大的数粒到十多粒甚至二十粒紫黑斑（或浓或淡），这也是典型的瘀血性体质。

二 调理原则

瘀血性体质患者一定不可以单独服用补药，而应使用活血化瘀药，如三七、红花、西红花、丹参、当归等。如果需要服用补药，也必须配合一些活血化瘀药才可以有效地改善患者健康状况，改善甚至消除其瘀血性体质。

三 常规中药

各种活血化瘀药中以三七最为常用，建议瘀血性体质患者每次服用2 g三七粉，每日2～3次。三七的缺点是非常苦，容易伤胃导致胃部不适，而且虚弱患者也可能会觉得不适，为消除以上可能发生的副作用，可以每次服2 g三七粉的时候吃10 g大枣，这样既可以保护胃，防止胃部不适，又可以防止三七对虚弱患者造成的不适。

四 中药材调理

1. 普通患者用大枣10 g配三七粉2 g，每日2～3次。

2. 明显的热性体质患者（面红、酒糟鼻、口臭、大便干、怕热、热汗多等），不使用大枣，改用生地黄6 g，开水泡，送服三七粉2 g，每日2～3次。

3. 糖尿病患者如担心大枣含糖过高，可改为每次炙甘草10 g，开水泡，送服三七粉2 g，每日2～3次。甘草虽有浓烈的甜味，但甜味成分并不是糖，而是甘草酸（甘草酸钾、甘草酸钙），因此并不会升高糖血症。

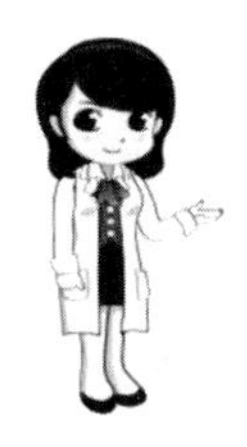

第二十六章

三高的调理

第一节 高血压

一 主诉

经常觉得眩晕，也有很多患者无异常感觉或不适，体检时查出血压高。收缩压（即高压）＞140 mmHg为高血压，在120～140 mmHg为正常偏高，要高度谨慎，随时可以进展为高血压。舒张压（即低压）＞90 mmHg为高血压，在80～90 mmHg为正常偏高，需要高度谨慎，也是随时可能进一步发展成高血压。

二 临床表现

高压＞140 mmHg，或者低压＞90 mmHg，或者二者皆有。

三 调理原则

高血压患者建议同时使用中药、西药。高血压在中医治疗中分型比较多，有10种以上，以下几种是较为常见的，如服以下中成药无效者，建议到中医科全面诊断后，配中药汤剂服用会更为有效。清热泻火降压、镇肝敛阳降压、养阴清肝降压等是常用方法。

四 常规中成药

1．当归龙荟丸（清热泻火降压）：用于情绪烦躁、容易愤怒、口臭咽痛、胃肠实热、大便干结者。

2．脑立清胶囊（镇肝敛阳降压）：用于高血压见头重脚轻或者满面红光患者（中风高发人群）。

3．杞菊地黄丸（养阴清肝降压）：用于耳鸣耳聋、腰腿酸软、舌红少苔、口干口渴者。

4．其他：可供选择的还有龙胆泻肝丸、清脑降压片、山楂降压丸等。

五 中药材单方

1．鬼针草：适用于大部分高血压。鬼针草是云南一带普遍使用的一个民间草药，也是一种民间食用的野菜，安全无毒，对大部分高血压有较为确切的疗效，每日10～15g干品泡水服有不错疗效，一般中药店有售卖。

2．川牛膝、生地黄：尤其适用于高血压且满面红光或者头重脚轻的患者（此类患者很容易突发中风！）。每日川牛膝10g，生地黄10g，泡水服。

3．炒杜仲：现代研究发现杜仲有较明显的降压作用。最适合用于高血压且腰酸腿软、上楼梯无力的患者。每日10g，泡水服用。

4．夏枯草：适用于高血压的热性体质患者。每日10g，泡水服用。

5．三七、大枣：高血压病一旦在三五年以上，往往对心、脑、肾等内脏有损伤，在患者舌头上面或下面可见各种芝麻大小、绿豆大小，甚至黄豆大小的红斑、紫斑乃至黑斑。一旦见到斑点，就是内脏损伤，就需要同时服用三七粉和大枣，具体服用方法见本篇第二十五章第十一节瘀血性体质。

六 注意事项

服用中药的同时不应停止服用西药降压药，如血压总体明显好转，想要减轻降压药的量，必须在医师指导下进行，不可自行减少降压药的量。

第二节 高脂血症

一 主诉及临床表现

患者通常无任何不适感觉，有时可有胸闷、心悸；通常在体检时查出三酰甘油、胆固醇过高。

二 调理原则

高脂血症在中医总体上属于痰湿的范围，但后期往往与瘀血相关，治疗原则以化湿为主。

三 常规中成药

1．血脂康：用于高脂血症伴有舌苔白腻、容易腹胀、胃口不佳的患者。

2．银杏叶片：用于高脂血症，伴有瘀血体质，其舌边或者舌下有红点、红斑、紫点、紫斑等患者。

3．复方丹参滴丸：用于高脂血症冠心病患者，伴有心胸绞痛、刺痛、胸中憋闷患者，其舌边或者舌下有红点、红斑、紫点、紫斑等患者（与上一条相似，但比适用“银杏叶片”的患者更重）。

4．降脂灵胶囊：用于高脂血症且伴有体倦乏力，腰腿酸软患者。

5．其他：可供选择的还有五福心脑清、绞股蓝总苷片、脂可清胶囊、山楂降脂片、山海丹胶囊、决明降脂片等。

四 中药材单方

每日10～15 g山楂泡水服，对降血脂有一定作用。

五 注意事项

建议中药、西药同时服用。

第三节 高糖血症（含糖尿病）

一 主诉及临床表现

早期可无明显表现，中后期多有消瘦、口渴、多饮、多食、多尿、疲乏无力等症状。以西医检查血糖升高为标准。

二 调理原则

根据不同类型进行调理。

三 常规中成药

1 消渴丸：用于高糖血症伴有口干口渴、多饮水为主的患者（即中医的“上消”）。

2．补中益气丸：用于高糖血症伴有身体虚弱消瘦、疲乏无力、肌肉软弱、气短懒言的患者（即中医的“中消”）。

3．高糖血症伴肾虚常规中成药：肾虚表现为腰腿酸软、酸痛、疲劳、上楼梯腿脚无力（即中医的“下消”），常规中成药有3种情况。

（1）金匮肾气丸 用于高糖血症伴肾虚，且手脚冰凉患者。如果冰凉较重，可服用右归丸。

（2）六味地黄丸 用于高糖血症伴肾虚，且手脚心发热患者。

（3）左归丸 用于高糖血症伴肾虚，但手脚无明显发冷或发热患者。

4．金锁固精丸：用于高糖血症伴有夜尿次数多，每日晚上起夜小便2次以上患者。

5．其他：可供选择的还有渴乐宁胶囊、金芪降糖片、参芪降糖片等。

四 中药材单方

1．黄精、山药：糖尿病中医古代称为消渴病，病位在肺、脾、肾。黄精和山药都是上能入肺、中能入脾胃、下能入肾，能滋阴补气、健脾益肺补肾的药材，又是食材，没有任何毒性，对糖尿病有不错的调理作用，每日各用10g，泡水服，可有效缓解糖尿病所致的各种身体虚弱症状。

2．三七粉与炙甘草：糖尿病中后期，体内各内脏广泛损伤，表现为舌下可见5粒以上甚至20粒以上芝麻大小乃至绿豆大小的红斑、紫斑或黑斑，也就是前文所述的“瘀血性体质”，除正常服药外，另需加上服用三七粉与炙甘草，服用方法见本篇第二十五章第十一节瘀血性体质。

五　注意事项

在糖尿病中后期身体明显衰弱退化患者中，中消及下消症状常同时出现，也常见夜尿频多症状，可同时使用几种药；例如，某糖尿病患者身体虚弱消瘦、疲乏无力、肌肉软弱、气短懒言、腰腿酸软、酸痛、上楼梯腿脚无力且手脚发凉、小便次数多、夜尿多，可以建议患者服用补中益气丸+金匮肾气丸+金锁固精丸，往往有很好的疗效。在糖尿病患者的中后期治疗中，除使用西药外，高度建议患者同时服用中药（汤药更佳），在两个月左右，很多患者可以从高度虚弱状态（走200米就严重喘累），回复到可从事轻度劳动状态（可逛街、买菜、爬楼梯、做饭等）。中西药同时服用治疗很重要，不可偏废！

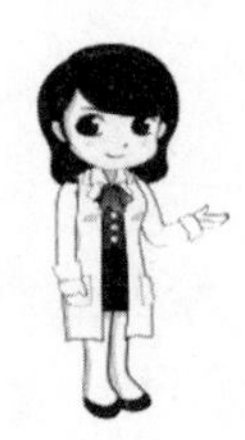

第二十七章

女性保健

在针对女士的日常保健调理中，乳腺增生结节、子宫肌瘤、围绝经期综合征（更年期综合征）、痛经是困扰女性的广泛问题，本章将逐一讲述。

第一节　乳腺增生

一　主诉

乳腺或胀或痛或压痛，症状往往随情绪变化加重或减轻，或者月经来时加重，月经过后减轻。

二　临床表现

西医检查可明确乳腺增生。应注意排除乳腺癌。

三　调理原则

根据胀痛的轻重缓急分别调理。

四　常规中成药

1．以胀为主者，服用逍遥丸，如果还有火气重（口干口渴、手脚心发热、大便干结等）的患者，服用丹栀逍遥丸（也叫加味逍遥丸）。

2．以痛为主者，服用乳癖消片。

3．又胀又痛，胀痛明显者，服用逍遥蒌贝丸。

五　注意事项

有月经过多或崩漏的患者应注意慎用上药，因为需要同时用药调理月经，故建议到中医科专门治疗。

第二节　子宫肌瘤

一　主诉及临床表现

患者常无明显异常感觉，通常在西医体检时发现有子宫肌瘤。

二　调理原则

理气活血，化瘀散结。

三　常规中成药

1．桂枝茯苓丸：桂枝茯苓丸是治疗子宫肌瘤的名方，对大部分子宫肌瘤有较为明确的疗效。

2．桂枝茯苓丸与逍遥丸逐日轮换服用：适用于子宫肌瘤伴随有情绪抑郁或烦躁的患者。

3．乳痹消：适用于既有子宫肌瘤又有乳腺增生的女性，乳痹消可二病同治。

四　中药材单方

可使用三七粉与大枣同服的方法，具体方法见本篇第二十五章第十一节瘀血性体质。

第三节 围绝经期综合征（更年期综合征）

一 主诉

潮热、发热冒汗、情绪抑郁或烦躁、失眠、多汗等。

二 临床表现

多见于40～50岁的女性。围绝经期综合征也叫更年期综合征，包含了性激素紊乱进而导致自主神经功能紊乱的多种症状，这里主要选择两个突出困扰女性的症状，一个是潮热，一个是情绪抑郁或狂躁，进行重点讲述。其他情况或者较为轻微，或者已经见于其他章节（如乳腺增生、子宫肌瘤、肾虚、血虚等），本章节暂不论述。

三 常规中成药

1．情绪抑郁或狂躁者：

（1）逍遥丸　调理情绪的常用药。

（2）丹栀逍遥丸或更年宁胶囊　只用于情绪抑郁或狂躁加上口干舌燥，大便干燥，手足心热，潮热等热性情况。

2．潮热者：所谓身体潮热，是指部分女性每日一次或数次，在几分钟内，突然浑身烦躁、发热、冒汗，然后这些症状在几分钟后消失，来得快去得快，如涨潮状，可每日数次或数日一次。

（1）六味地黄丸　用于潮热症状轻微者。

（2）知柏地黄丸或坤泰胶囊　用于潮热症状较重者。

四 中药材单方

1．情绪抑郁烦躁者：生白芍10 g，柴胡5 g，泡水服用。

2．潮热较明显者：生白芍10 g，生地黄10 g，泡水服用。

第四节 痛经（原发性痛经）

月经前或月经中或月经后腹痛，疼痛轻或中或重，可为冷痛、胀痛、剧痛、绵绵不绝隐痛等。医院检查无异常。如因子宫内膜异位、妇科肿瘤等器质性病变引起的痛经，称为继发性痛经，病程较长，有时还需要外科手术治疗，不在本节讨论范围内。本节只讨论原发性痛经，即没有明显器质性病变的功能性痛经。

（一）肾虚型

一 主诉及临床表现

经期或经后痛，痛感不重，腹部喜按，月经量少，并有腰腿酸软、酸痛、疲劳、上楼梯腿脚无力等症状。

二 调理原则

补肾养精，调经止痛。

三 常规中成药

左归丸，或者肾宝片，或者乌鸡白凤丸。

四 中药材单方

熟地黄或制黄精，每日15 g，开水泡服。

（二）气血虚弱型

一 主诉及临床表现

经期或经后痛，痛感不重，腹部喜按，月经量少，并有疲乏、无力、困倦（气虚）、面色苍白或暗黄无光、各处黏膜苍白、头晕目眩（血虚）等表现。

二 调理原则

补气，养血，止痛。

三 常规中成药

乌鸡白凤丸或妇康片：乌鸡白凤丸既能补气养血而调经止痛，又能补肾而调经止痛，因此可用于肾虚型和气血虚弱型两种痛经。

四 中药材单方

当归、炙黄芪各15g，开水泡服。

（三）气滞血瘀型

一 主诉及临床表现

经前或经期痛，腹部拒按，月经血块多，舌上表面或下表面有瘀斑。

二 调理原则

行气活血，调经止痛。

三 常规中成药

田七痛经胶囊、益母草颗粒或八味痛经片。

四 中药材单方

益母草或川芎或牛膝或延胡索，选一种，每日10g，开水泡服。

（四）寒凝血瘀型

一 主诉及临床表现

经前或经期，腹部冷痛拒按，用热水袋热敷后痛减。

二 调理原则

温经散寒，化瘀止痛。

三 常规中成药

艾附暖宫丸或痛经宝颗粒。

四 中药材单方

艾叶，每日5～10g，开水泡服。

（五）湿热蕴结型

一 主诉及临床表现

经前或经期，腹部热痛拒按，平时带下黄而臭，舌苔可见黄腻，检查往往有妇科感染。

二 调理原则

清热，化湿，止痛。

三 常规中成药

花红片。

四 中药材单方

黄柏，每日10g，开水泡服。

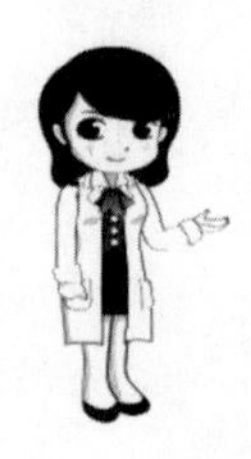

第二十八章

男性保健

第一节 前列腺增生

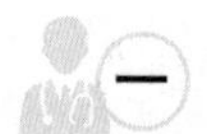

一 主诉及临床表现

初期可无不适感，加重后可见尿频、尿急、尿失禁、排尿不尽、尿后滴沥或排尿射程不远、尿线细而无力、小便分叉、夜尿增多等。医院检查可明确前列腺增生。需排除前列腺癌及尿路感染。

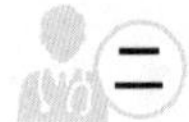

二 调理原则

根据不同情况调理。

1．肾虚型：除前列腺增生症状外，还有肾虚症状（腰腿酸软、酸痛、疲劳、上楼梯腿脚无力等）。

常规中成药有济生肾气丸或者金匮肾气丸 。

2．肾气不固型：以小便次数较多，或者夜尿次数较多为主要症状者。

常规中成药有前列康或者金锁固精丸。

第二节 肾虚型性功能低下

一 主诉及临床表现

阳痿、早泄、坚硬度不够、不能正常进行性生活或者经常觉得力不从心。

二 常规中成药

除性功能低下外，还有明显的肾虚症状，如腰腿酸软、酸痛、疲劳、上楼梯腿脚无力等，分3种情况。

1．伴有手足心发热等热性症状（肾阴虚）：六味地黄丸。

2．伴有手足发凉等寒性症状（肾阳虚）：金匮肾气丸或补肾益寿胶囊。如果手足冰冷较为严重，可服用右归丸。

3．足无明显发冷或发热：左归丸或者肾宝片。

第三节 气血虚弱型性功能低下

一 主诉及临床表现

除性功能低下外，还有疲乏、无力、困倦（气虚）、面色苍白或暗黄无光、各处黏膜苍白、头晕目眩（血虚）等表现，即气血两虚。

二 调理原则

气血双补。

三 常规中成药

归脾丸：气血双补的传统名方。

四 类似中成药

1．八珍颗粒：另一个气血双补的传统名方。

2．人参养荣丸：本药气血双补且偏温，用于气血两虚且体质偏寒者最佳。

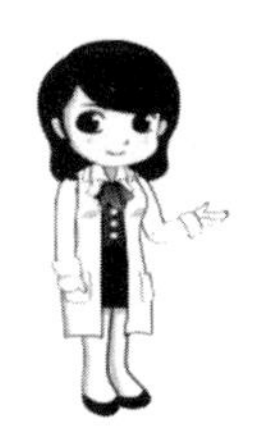

第二十九章

养肝护肝

一 病因

1．熬夜：仅仅连续两三天的熬夜，就可以立刻导致转氨酶的升高，可见晚睡熬夜对肝脏的损伤非常大，因此，肝损伤（例如脂肪肝）的发病原因中，晚睡是非常主要的一个病因（晚睡即每天晚上11点以后才睡着）。

2．长期饮食不节或服药：过度食用各种重口味、辛辣食物，以及烟酒、咖啡、槟榔过度，往往导致肝脏损伤，另外长期服药，如降压药、降血糖药、降血脂药等，也会导致药物性肝损伤。

3．各种肝炎病毒：由于病毒的长期影响，也容易出现肝脏的损伤。

4．其他：长期接触化学品或其他未知原因。

综上，肝损伤患者应在日常中尽量避免各种容易损伤肝脏的负面因素。

二 专业关怀

1．不论哪种原因的肝脏损伤，一定要经常保证在晚上11点前进入深睡眠，这样肝脏可以顺利启动自我修复的功能，其他的治疗才会有效。如果不断熬夜的话，针对肝脏损伤的任何治疗都不会有明显的效果。

2．日常要注意尽量少摄入有毒、有害物质，如烟酒、烧烤等。如果不可避免，应当先行食用一些含有淀粉的食物（如米饭、馒头、红薯、土豆、香蕉等），淀粉经过肠道消化吸收，进入肝脏，可合成葡萄糖醛酸，而葡萄糖醛酸可以解除肝脏里面多种多样的毒素。因此要牢记：摄入有毒、有害食品（烟酒等）之前，先食用淀粉类食物是护肝的一个重要方法。

3．禁止只吃素食。相反，在肝损伤患者中，适当的高蛋白、高热量、高维生素、低脂肪饮食，有助于肝脏损伤的修复。

4．目前市面上已经有很多的护肝产品，但是还没有明确的医学研究证明这些产品有效或者无效，有个别产品甚至出现消费者为保肝而服用，最终却伤肝的情况，因此，本文并不做推荐。然而在用现代化手段研究中药材的过程中发现，少数中药材确实有明显的防止肝脏细胞被毒性物质损伤，甚至有促进肝细胞再生的作用，因此本文重点介绍中药材单品。

在各种原因导致的肝脏损伤中，如损伤较急、较重，必须到医院进行治疗。治疗结束后转为慢性期或从一开始就损伤较轻，以及日常生活中工作中有肝脏损伤因素而进行肝脏提前保护可参考本章节进行。

三 主诉及临床表现

可有肝区不适感，也可无异常感觉。体检可有转氨酶升高或脂肪肝、肝炎各种肝脏损伤情况。

四 调理原则

保肝护肝。

五 中药材单品

1．黄芪：研究表明，黄芪能促进机体代谢，抵抗疲劳，促进血清和肝脏蛋白质的更新，并且有一定降血脂、抗衰老、抗缺氧的作用，也有明确的保肝作用。每日10 g生黄芪或炙黄芪泡水服用。

2．白术：有保肝、利胆、利尿、降血糖的作用。每日10 g泡水服用。

3．甘草：甘草含有的成分对很多毒性物质有类似葡萄糖醛酸的解毒作用，因此也被认为有保肝、有抗利尿、降脂的作用。

4．绞股蓝：能明显升高体内超氧化物歧化酶（SOD）的活性，降低心、脑、肝细胞内脂褐素的含量，防止正常细胞癌化，提高带瘤动物的免疫力，并有增加冠状动脉血流量、抗心肌缺血、增加脑血流量、抑制血栓形成和保肝护肝的作用。

5．枸杞子：有免疫双向调节作用，对造血功能有促进作用，以及有抗衰老、抗肿瘤、降血脂、保肝、抗脂肪肝、降血糖的作用。

6．旱莲草：有提高机体非特异性免疫功能、消除自由基、保护染色体、促进肝细胞再生、保肝、护肝作用，并能增加冠状动脉的血流量。

7．女贞子：能提高体内SOD的活性，具有一定抗衰老作用，并有强心利尿、降血糖及保肝作用。

8．丹参：作用极为广泛，可抗肝细胞损伤、抗肝纤维化、促进肝细胞再生；此外还能扩充冠状动脉、抗心肌缺血、改善微循环、降低血液黏稠度、促进血液流速，从而提高机体耐缺氧能力。由于酒精性肝病中，肝内的血液循环障碍和肝内缺氧都是肝脏进一步损伤的重要原因之一，因此丹参对于饮酒人群护肝的作用尤其明显。

9．改善和恢复肝功能的非特异性护肝药：

（1）维生素类，如维生素C、维生素E效果较好，但不可超过说明书剂量。

（2）还原型谷胱甘肽片、葡醛内酯片等。

（3）转氨酶升高患者，可服用甘草酸苷片、齐墩果酸片、垂盆草片、硒麦芽五味子等。

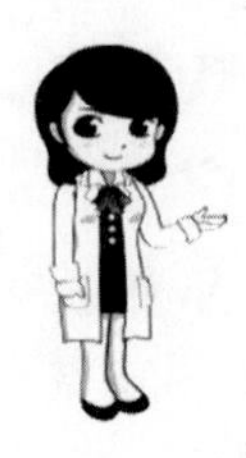

第三十章

老年保健

老年人（50岁以上人群）体质与其他年龄人群的体质有较大差异，故本章的内容专为老年人所设。

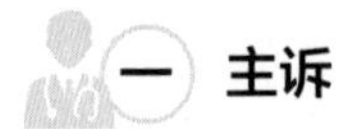

第一节 失眠

一 主诉

难以入睡或睡眠较浅，容易惊醒，或二者兼有。

二 临床表现

失眠较为多见，原因复杂，但在老年人通常表现为虚证，主要见于阴虚内热、气血两虚等。

三 调理原则

根据不同情况调理。

四 常规中成药

1．阴虚内热失眠：百乐眠胶囊用于失眠且见心烦心热、手足心热、口干口渴者。

2．气血亏虚失眠：归脾丸、枣仁安神胶囊或安神健脑液，用于气血不足的失眠患者。临床表现为体倦乏力、少气懒言，并见脸色苍白或蜡黄、舌下或眼睑黏膜苍白等。

3．惊悸失眠：同仁安神丸有较好的补血养心、镇惊安神的作用，用于失眠且心胆虚弱，易受惊吓患者。因含有朱砂，不宜长期服用。

4．肾虚失眠：失眠且有腰腿酸软、酸痛、疲劳、上楼梯腿脚无力等，分3种情况。

（1）失眠、肾虚并有手足心发热：六味地黄丸；

（2）失眠、肾虚并有手足发凉：金匮肾气丸，或补肾益寿胶囊。如果手足冰冷较为严重，可服用右归丸。

（3）失眠、肾虚但手足无明显发冷或发热：左归丸。

五 中药材单方

1 炒酸枣仁：炒酸枣仁15 g打碎用开水冲服，有不错的助眠效果。

2．生牡蛎：生牡蛎20 g打碎，开水泡服，安神助眠有效。与酸枣仁同时使用，效果尤佳。

3．蒸熟的黑芝麻：睡前嚼食20～30 g蒸熟的黑芝麻，有良好的安神助眠作用。蒸熟的黑芝麻药店有售，如能买到九蒸九晒的更好。

第二节 习惯性便秘

一 主诉及临床表现

大便干结，大便间隔两三日以上且干硬。检查可无异常或见肠蠕动减弱。

二 调理原则

老年人内脏衰老，且运动较少，所以便秘较为常见，应根据不同的病因配药；老年人最常见的是气血不足、阴液不足或者阳气不足导致的便秘。

三 常规中成药

麻仁润肠丸：麻仁润肠丸通大便效果较为确切，但是治标不治本，需要根据老年人便秘原因另外配上一味药。

1．如果老年人是气血不足（身体乏力、面色苍白或蜡黄、黏膜苍白），配合服用归脾丸。

2．如果老年人是阴津不足（口干口渴、手脚心发热），配合服用六味地黄丸或者消渴丸，或者单独服用芪蓉润肠口服液。

3．如果老年人是阳气不足（手脚冰凉且有腰腿酸软、上楼梯腿脚无力），配合服用金匮肾气丸，或者单独服用苁蓉通便口服液。

四 类似中成药

各种麻仁丸类可灵活选择使用。

五 中药材单方

当归15 g，火麻仁15 g，每日泡水服用，有不错的润肠通便作用。

第三节 免疫力低下

一 主诉

经常感冒，且感冒经常超过10天才痊愈，怕风，怕冷，容易疲倦乏力，可有手脚冰凉。

二 临床表现

体检可有白细胞过低或者体检正常。体温可正常或偏低。

三 调理原则

补气提升免疫力或补阳提升免疫力。

四 常规中成药

1．有手脚冰凉、怕冷、体温低的患者：服用金匮肾气丸；手脚冰凉严重患者，服用右归丸。

2．没有手脚冰凉、怕冷及体温低的患者：服用玉屏风冲剂或者黄芪颗粒。

五 中药材单方

1．枸杞子：可双向调节免疫力，另有明目作用。

2．炙黄芪：可调节免疫力，另有补气抗疲劳作用。

第四节 大脑保健

一 主诉及临床表现

记忆力明显减退、脑子不清、头蒙、头晕、脑袋里发空等。体检可提示脑萎缩、脑供血不足、阿尔兹海默症等，也可无明显异常。

二 调理原则

补气血，填精髓，通经络，健脑。

三 常规中成药

1．伴有腰腿酸软者服用左归丸。

2．伴有脸色苍白或蜡黄、身体疲乏无力、舌头下黏膜或眼睑黏膜苍白者，服用归脾丸。

3．伴有脑动脉硬化、脑供血不足者，服用脑络通胶囊。

四　中药材单方及其他

1．核桃及核桃制品存有大量的亚麻酸，有非常好的大脑保健作用。

注意：亚麻酸存在核桃的油里面，因此核桃粉并无良好作用。

2．深海鱼油也含有大量的亚麻酸，也有良好的健脑作用。

3．大豆及大豆制品含有大量卵磷脂，可保健大脑。

第五节　眼睛保健

一　主诉及临床表现

眼睛干涩、视物模糊、怕强光、风吹流泪等。西医检查可无异常或有病变，应当排除真性近视或严重的器质性病变。

二　调理原则

滋肝，养肾，明目。

三　常规中成药

1．杞菊地黄丸：本药是一个保养眼睛非常有效的著名中成药。

2．归脾丸：用于眼睛老化且伴有面色苍白或萎黄、舌头下苍白或眼睑苍白、疲乏无力的患者。

四　中药材单方

1．枸杞子：明目，每日20 g，开水泡服。

2．女贞子：滋肝、养肾、明目，每日10 g，开水泡服。

3．大枣：每日20 g，将大枣扭断，开水泡服。

以上几味药材共同食用对保养眼睛也有非常好的作用。

第六节 老年气虚

一 主诉及临床表现

体虚乏力、身体疲乏无力、困倦、懒动、说话累等。体检可提示低血压、低糖血症、甲状腺功能减退等，也可没有明显异常。

二 调理原则

老年人身体气虚调理和年轻人、中年人的气虚调理不一样，因为老年人容易气血上冲，导致脑溢血等脑血管出血性疾病，所以用药与年轻人不同。

三 常规中成药

1．黄芪颗粒：补气、固表。用于老年气虚。

2．气血康口服液或生脉饮：补气，生津。用于老年气虚且口舌干燥者。

四 中药材单方

白参、红参、西洋参、党参、黄芪等，任选一种，每日10g，开水泡服。如患者血压偏高，另外加上川牛膝10g，一起泡水服用。

第七节 骨质疏松

一 主诉及临床表现

腰部酸痛、腰背疼痛、膝痛、久坐久站疼痛加重、腰腿酸软、上楼梯腿脚无力等，需排除脊柱、肾等的其他病变。X线摄片可见骨透亮度增加。

二 调理原则

补肾健骨。

三 常规中成药

补肾健骨胶囊：滋补肝肾，强筋健骨。

四 类似中成药

1．骨疏康颗粒、仙灵骨葆胶囊：补肾壮骨，补气活血。除壮骨外，另有活血化瘀的功效。

2．健步虎潜丸：祛风湿，散寒通络，强壮筋骨。除壮骨外，另有祛风湿的功效，最适用于骨质疏松兼有风湿的患者。

3．龙牡壮骨冲剂：补气益肾，强筋壮骨。除壮骨外，另有补气的功效，最适用于骨质疏松兼有气虚的患者。

五 注意事项

服中药期间，配合服用各种维生素D复合钙片，中西药同治，效果往往好于单纯的中药或西药治疗。日常多晒太阳，也有助于钙的吸收和利用，从而强健骨骼。

第八节 中老年人常用的几种贵重药材

本章节介绍人参（含高丽参）、西洋参、红参、灵芝、蜂蜜、绞股蓝、红景天、枸杞子、阿胶、胎盘（紫河车）、虫草、鹿茸。

一 人参（含高丽参）、西洋参

1 功效：大补元气，安神，提升免疫力。

2．适用人群：气虚患者、免疫低下患者、早衰人群、老年人日常保健及高强度工作人群日常保健。

3．用法用量：3～10g，开水泡服，并可嚼碎服下药材。

4．注意事项：

（1）孕妇、三高、甲亢、心脏病、癌症、出血性疾病患者慎用。

（2）体寒用红参，一般情况用白参，体热用西洋参。

二 灵芝

1．功效：补气安神，止咳平喘。

2．适用人群：气虚患者、失眠患者、咳喘多痰患者、高强度工作人群及老年人日常保健。

3．用法用量：3～10g，开水泡服。

4．注意事项：孕妇、出血性疾病患者慎用。

三 蜂蜜

1．功效：补中，润燥，止痛，解毒。

2．适用人群：气虚患者、早衰患者、口鼻喉肺干燥患者、长期虚劳咳喘患者、经常接触有毒物质（如农药）人群、老年人和高强度工作人群日常保健。

3．用法用量：10～30g，温水化开服用。

4．注意事项：三高、甲亢患者慎用。

四 胶股蓝

1．功效：益气健脾，化痰止咳，清热解毒。

2．适用人群：气虚患者、热性体质者、吸烟人群、咳喘多痰者、三高患者、老年人和高强度工作人群日常保健。

3．用法用量：5～10g，开水泡服。

4．注意事项：

（1）孕妇、心脏病患者慎用。

（2）手脚冰凉、畏寒人群慎用。

五 红景天

1．功效：益气健脾，清肺止咳，活血化瘀。

2．适用人群：气虚患者、热性体质者、瘀血性体质者、吸烟人群、三高患者、老年人和高强度工作人群日常保健。

3．用法用量：5～10g，开水泡服。

4．注意事项：

（1）孕妇、心脏病患者慎用。

（2）手脚冰凉、畏寒人群慎用。

六 枸杞子

1．功效：滋补肝肾，益精明目。

2．适用人群：肾虚患者、早衰患者、免疫低下患者、眼睛老化患者、老年人和高强度工作人群日常保健。

3．用法用量：5～10g，开水泡服。

4．注意事项：孕妇、癌症患者慎用。

七 阿胶

1．功效：补血，止血，滋阴，润肺。

2．适用人群：血虚患者、口鼻喉肺干燥患者、老年人和高强度工作人群日常保健。

3．用法用量：3～10g，开水化开服用。

4．注意事项：孕妇、三高、甲亢、心脏病、癌症患者慎用。

八 胎盘（紫河车）

1．功效：补肾益精，养血益气。

2．适用人群：肾虚患者、早衰患者、老年人和高强度工作人群日常保健。

3．用法用量：打粉，每日1～3g，开水送服。因腥味较重，也可装胶囊服用。

4．注意事项：

（1）孕妇、三高、甲亢、心脏病、癌症、出血性疾病患者慎用。

（2）热性体质者慎用。

九 虫草

1．功效：补肾益肺，止血化痰。

2．适用人群：肾虚患者、早衰患者、长期虚劳咳喘患者、老年人和高强度工作人群日常保健。

3．用法用量：1～5g，开水泡服，并嚼碎服下药材；也可打粉装胶囊服用，每日1～3g。

4．注意事项：

（1）孕妇、三高、甲亢、心脏病、癌症、出血性疾病患者慎用。

（2）热性体质者慎用。

十 鹿茸

1．功效：补肾阳，益精血，强筋骨，调冲任。

2．适用人群：肾阳虚患者、早衰患者、手脚冰凉者、老年人和高强度工作人群日常保健。

3．用法用量：鹿茸1g，配合3～5g生地黄，开水泡服，并嚼碎服下药材。

4．注意事项：

（1）孕妇、三高、甲亢、心脏病、癌症、出血性疾病患者慎用。

（2）本品极易上火，热性体质者高度谨慎，且应注意用法用量。

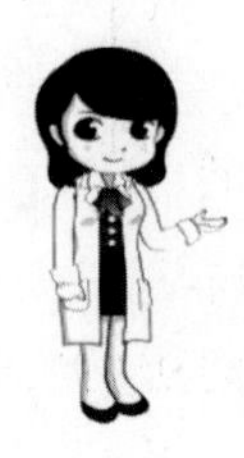

第三十一章

四季养生

四季养生的概念来源于黄帝内经，因四季的气温、湿度、日照、饮食及自然界其他气候因素的差异，人体相应地作出反应，从而致使人体在不同季节有不同的养生需求。春、夏、秋、冬四季分明，但在很多地方，夏秋之间有一两个月的时间，又湿又热，称为长夏，所以实际上是五季，春、夏、长夏、秋、冬，对应五行木、火、土、金、水，也对应人体五脏肝、心、脾、肺、肾，这是人体四季（五季）养生的基础。

第一节 春季养生：养肝护脾

春季是肝木的天然生长时节，因此要让它好好生长、充分生长，为身体健康打好基础。但同时，春季也是一年中肝木最为旺盛的时候，要防止肝木过于克制脾土；另外，肝木主风，因此春节也是各种过敏（风邪）的高发时节。因此，春季的养生法则是：养肝护脾，防止过敏。

一 生活建议

空气中各种过敏原（如花粉等）较多，注意戴口罩；易过敏食物（如海鲜等）应有所节制。

二 中成药使用

1．玉屏风颗粒：易过敏人群可提前服用，如已有过敏症状，应到医院就诊治疗。

2．逍遥丸：疏肝健脾，如有情绪不良，及时服用，符合春季“养肝护脾”的需求。

3．六味地黄丸：高血压患者春节易发中风（风木上扰），故日常可服用六味地黄丸（手足冰凉者不可服用）。

三 中药材使用

1．枸杞子：滋补肝肾，益精明目。能充分滋养肝木，同时味甜也能保护脾胃。

2．山药：补肺脾肾，滋阴补气。补肾水，以水养木，肝木就能健旺；同时又能补脾护脾。

第二节 夏季养生：养心护肺，适量甘凉，忌用苦寒

夏季是心火的天然生长时节，因此要让它好好生长、充分生长，为身体健康打好基础。在夏天这个气温最高、白昼最长（阳气最盛）的时节，大部分植物生长最快，大部分动物的生理机能也处于一年中最为活跃的状态。因此，对于大多数生命而言，夏季是生机勃勃、机能健旺的时刻，原则上，如果没病症，不去干扰它就是最大的养生。

但同时，夏季也是一年中心火最为旺盛的时候，要防止心火过于克制肺金。因此，夏季的养生法则之一是：养心护肺。

另外，如果过于炎热，对于身体也会产生消极影响，此时要注意，可以少量食用一些甘而凉的食物或药物（如麦冬、山药、芦根、口味清淡的凉茶等），然而一定要注意不要食用太苦、太寒凉的食物或药物（如苦瓜、黄连、金银花、苦味过重的凉茶等），否则极易损伤胃阳，落下老寒胃的病根。因此，夏季的养生法则之二是：适量甘凉，忌用苦寒。

一 中成药使用

无特定用药，因为中医观点认为有病治病，无病勿扰阳气。

二 中药材使用

1．西洋参、南沙参、北沙参、麦冬、百合、山药、玉竹：以上几味药材可降火保肺，生津止渴，少量应用，不伤阳气。

2．竹叶、生甘草、绿豆、决明子、谷精草、芦根、口味清淡的凉茶：以上几味药材可清热降火（无生津止渴），少量应用，不伤阳气。

三 避免使用的中药材或食材

以下几种药材或食材日常使用较多，但其实很多人不适合，应予以关注。

1．苦瓜、黄连、金银花、野菊花、苦味过重的凉茶等：以上几种药材或食材苦寒伤胃，经常食用，易导致老寒胃。

2．瓜类、梨类、雪糕类、冰可乐等：以上几种药材或食材虽为甜味，但寒性很重，偶尔少量食用无妨，经常食用，也易导致老寒胃。另外，湿气也很重，湿性体质、大便稀烂人群也不宜食用。

3．菊花：菊花本来很好，但易发霉，部分不良商家用硫黄熏白后出售，导致服用后不但不能降火，反而上火。故买菊花，建议买黄菊花，如买白菊花应买无刺鼻的硫黄味的。

第三节 长夏养生：祛湿热，健脾胃

长夏，是指夏秋之交的那一段又湿又热的时节，各地不同，时长一两个月，又湿又热，是长夏的特征。长夏是脾土的天然所属时节，然而土性壅滞，湿热又进一步加重壅滞，因此，这一段时间，大多数人出现食欲不振、慵懒困倦的问题，这是湿热为患，脾胃不运化的表现。因此，长夏养生的重点是：祛湿热，健脾胃。

一　生活建议

太湿（瓜类、雪糕等）及太热（酒类等）的食物应有所节制，以清淡饮食为宜。

二　中成药使用

1．参苓白术冲剂：常用健运脾胃的中成药。

2．藿香正气水：可治因饮食寒凉或饮食不洁导致的轻度消化道疾病，如胃冷、胃胀、胃痛、呕吐、腹胀、腹痛、腹泻等；较严重者，如霍乱、痢疾、剧烈的腹痛等，应到医院就医；较为缓和者通常1～2瓶藿香正气水，温水服下，半小时内即可缓解。

三　中药材、食材使用

绿豆、茯苓、冬瓜、薏苡仁、荠菜：以上几种药材和食材可清利湿热、健运脾胃，可在长夏湿热季节经常食用。

第四节　秋季养生：润肺，护肝

秋季是肺金的天然所属时节，肺金主收敛、肃降，因此要让它好好收敛，清肃肺气，为身体健康打好基础。但同时，秋季也是一年中肺金最为强盛的时候，要防止肺金过于克制肝木；另外，肺金主燥，秋季也是各种干燥病症的高发时节。因此，秋季的养生法则是：润肺，护肝。

一　生活建议

各种辛辣、刺激性食物应当少吃，否则，散了肺气，克了肝脏，肝肺两伤。

二 中成药使用

秋梨膏、百合固金丸：肺燥咳嗽、口鼻干燥的患者，可长期而少量地服用。

三 中药材、食材使用

梨（少量）、燕窝、西洋参、南沙参、北沙参、麦冬、百合、山药、玉竹，以上几种药材和食材可降火保肺、生津止渴，是秋季养肺、润燥、护肝的良品。

第五节 冬季养生：养肾固根，填精益髓，养阴育阳，护心

冬季是一年中最为重要的时节。

冬季，植物落叶，把能量深深地藏进根里（很多植物如此）；在寒冷的地方，很多植物甚至直接抛弃地上部分，把全部能量完全藏进根里（人参等寒带草本植物）；不仅植物，很多动物也采取冬眠的形式来度过冬季；有些动物甚至连食物充足时也要冬眠（蛇等）；因此，冬主封藏。

在人而言，冬季是肾水的天然封藏时节，肾中藏有精髓，为人体健康的根本，因此要让它封藏顺利，精髓满满，根深蒂固，为下一年的身体健康打好基础。

另外，肾为先天之本，其中还封藏有最根本的阴气和阳气（又有真水、真火），在肝、心、脾、肺、肾五脏之中，仅此一家。

最后，冬季也是一年中肾水最为强盛的时候，要防止肾水过于克制心火（很多心脏病患者死于冬季）。

综上所述，冬季的养生法则是：养肾固根，填精益髓，养阴育阳，护心。

一 生活建议

关于护心，有些寻求刺激的人群喜欢冬季喝冰啤酒、吃雪糕、冬泳等，

寒上加寒，就极容易导致心火出大问题。另外，冬季肾主封藏，有些心脏病患者，用很热的水洗澡甚至泡温泉、蒸桑拿等，冬天本应封藏阳气，而热主发散，温泉、蒸桑拿导致阳气外散，因此在冬季，心脏病患者在澡堂、桑拿室、温泉特别容易突然发病乃至死亡。因此，冬季洗澡时间不可过长，水温不可过高；切不可蒸桑拿、泡温泉，也不可过多食用寒凉食物。

二 中成药使用

冬季用药，重点就是养肾固根，填精益髓，养阴育阳，前面散见于各章节，此处归纳讲解。

1．常人可少量服用左归丸。左归丸是补肾填精的良药。

2．有手脚心发热、口干口渴等阴虚内热症状的人，可服用六味地黄丸（补力一般）或河车大造丸（补力较强）。

3．有手脚冰凉、怕冷等症状的人，可服用金匮肾气丸（热力低，较平和）或者右归丸（热力较强）。

三 中药材使用

单种药材常规用量在20g以内。

1．熟地黄（5～15g）、枸杞子（5～20g）、制黄精（5～20g）、山药（10～30g）、女贞子（5～15g）、桑葚（5～20g）、黑芝麻（10～30g）：以上药材为补肾阴药，一般应配合补肾阳药同时使用为宜（即选取一二种补肾阴药，配合一二种补肾阳药同时使用，效果更好）。

2．巴戟天（5～15g）、仙灵脾（5～15g）、鹿茸（0.5～1.0g）、炒杜仲（5～15g）、补骨脂（5～20g）、菟丝子（5～15g）、虫草（1～ 3g）：以上药材为补肾阳药，一般应配合补肾阴药同时使用为宜，见上条注释。

3．紫河车（胎盘）（1～10g）、蛤蚧（1～10g）、羊肉（10～ 50g）：以上药材为肾阴肾阳同补药，可单独使用，也可配合其他药材同时使用。

很多民间传说并不准确，如认为狗肉温补，其实狗肉性平，并不温补。各种肉类中，真正温补的是羊肉、鹿肉。

参 考 文 献

张伯礼，吴勉华．中医内科学［M］．北京：中国中医药出版社，2017．

葛均波，徐永健．内科学［M］．8版．北京：人民卫生出版社，2013．

中华医学会呼吸病学分会哮喘学组．支气管哮喘防治指南（2016年版）［J］．中华结核和呼吸杂志，2016，39（9）：675-697．

陈孝平，汪建平．外科学［M］．8版．北京：人民卫生出版社，2013．

李兰娟，任红．传染病学［M］．8版．北京：人民卫生出版社，2013．

中华医学会肝病学分会，中华医学会感染病学分会．慢性乙型肝炎防治指南［J］．实用肝脏病杂志，2016，19（3）：5-16．

中华医学会肝病学分会脂肪肝与酒精性肝病学组．中国非酒精性脂肪性肝病诊疗指南（2010年修订版）［J］．中国医学前沿杂志，2012 ，4（7）：4-10．

中国医师协会脂肪性肝病专家委员会．脂肪性肝病诊疗规范化的专家建议［J］．中华肝脏病杂志，2013 ，9 21（9）：652-655．

国家卫生计生委合理用药专家委员会，中国医师协会高血压专业委员会．高血压合理用药指南（第2版）［J］．中国医学前沿杂志，2017，9（7）：28-126．

中国高血压防治指南修订委员会．中国高血压防治指南2010［J］．中华高血压杂志，2011，19（8）：701-743．

血脂异常老年人使用他汀类药物中国专家共识组．血脂异常老年人使用他汀类药物中国专家共识 ［J］．中华内科杂志，2015，54（5）：467-477．

国家卫生计生委合理用药专家委员会，中国药师协会．冠心病合理用药指南［J］．中国医学前沿杂志 （电子版），2016，8（6）：19-108．

尿路感染诊断与治疗中国专家共识编写组．尿路感染诊断与治疗中国专家共识（2015）［J］．中华泌尿外科杂志，2015，36（4）：241-248．

中国中西医结合学会男科专业委员会．慢性前列腺炎中西医结合诊疗专家共识［J］．中国中西医结合杂志，2015，35（8）：933-941．

中国中西医结合学会男科专业委员会．勃起功能障碍中西医结合诊疗指南（试行版）

[J]. 中华男科学杂志，2016，22(8)：751-757.
中华医学会糖尿病学分会. 中国2型糖尿病防治指南(2013年版)[J]. 中国糖尿病杂志，2014，22(8)：2-42.
中华医学会风湿病学分会. 2016中国痛风诊疗指南[J]. 中华内科杂志，2016，55(11)：892-899.
中华医学会骨科学分会. 骨关节炎诊治指南(2007年版)[J]. 中国临床医生杂志，2008，36(1)：28-30.
谢辛，苟文丽. 妇产科学 [M]. 8版. 北京：人民卫生出版社，2013.
中华预防医学会妇女保健分会乳腺保健与乳腺疾病防治学组. 乳腺增生症诊治专家共识[J]. 中国实用外科杂志，2016，36(7)：759-762.
王卫平. 儿科学[M]. 8版. 北京：人民卫生出版社，2013.
郑毅，刘靖. 中国注意缺陷多动障碍防治指南[M]. 2版. 北京：中华医学电子音像出版社，2015.
郝伟，于欣. 精神病学[M]. 7版. 北京：人民卫生出版社，2013.
贾建平，陈生弟. 神经病学[M]. 8版. 北京：人民卫生出版社，2013.
中华医学会疼痛学分会头面痛学组，中国医师协会神经内科医师分会，疼痛与感觉障碍专业委员会. 中国偏头痛防治指南[J]. 中国疼痛医学杂志，2016，22(10)：721-727.
中国骨科相关专家小组. 安徽省颈椎病分级诊疗指南(2016 版)[J]. 安徽医学杂志，2017，(9)：1087-1094：I-XVI
赵堪兴，杨培增. 眼科学[M]. 8版. 北京：人民卫生出版社，2013.
中华医学会眼科学分会角膜病学组. 干眼临床诊疗规范专家共识(2013)[J]. 中华眼科杂志，2013，11(3)：3-5.
田勇泉. 耳鼻咽喉头颈外科学[M]. 8版. 北京：人民卫生出版社，2013.
张志愿. 口腔科学[M]. 8版. 北京：人民卫生出版社，2013.
中华口腔医学会口腔黏膜病专业委员会，中华口腔医学会中西医结合专业委员会. 复发性阿弗他溃疡诊疗指南(试行)[J]. 中华口腔医学杂志，2012，47(4)：402-404.
张学军. 皮肤性病学[M]. 8版. 北京：人民卫生出版社，2013.
中华医学会皮肤性病学分会性病学组，中国医师协会皮肤科分会性病亚专业委员会. 尖锐湿疣诊疗指南（2014）[J]．中华皮肤科杂志，2014，47（8）：598-599.

中国疾病预防控制中心性病控制中心，中华医学会皮肤性病学分会性病学组，中国医师协会皮肤科医师分会性病亚专业委员会．梅毒、淋病、生殖器疱疹、生殖道沙眼衣原体感染诊疗指南（2014）[J]．中华皮肤科杂志，2014，47（5）：365-372.